Nærvær og livskvalitet i en travl hverdag

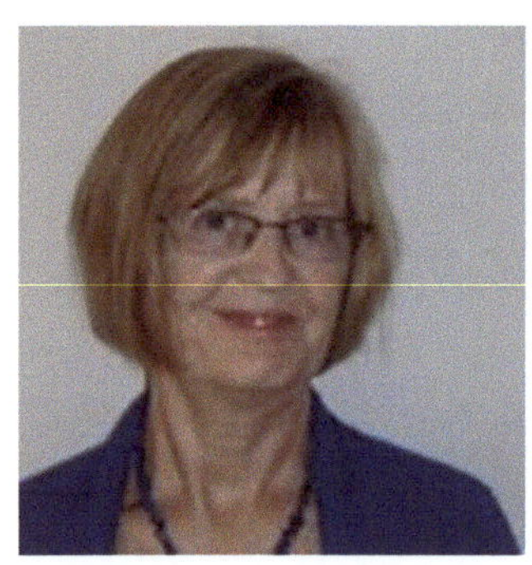

Krestine Hartmann

Tidligere udgivelser:
Pædagogisk lederskab – ledelse med hjerne og hjerte (BoD 2013)
Intuitionshåndbog for innovative ledere (Birmar 2006)

Krestine Hartmann

Nærvær og livskvalitet i en travl hverdag

Books on Demand GmbH, København, Danmark

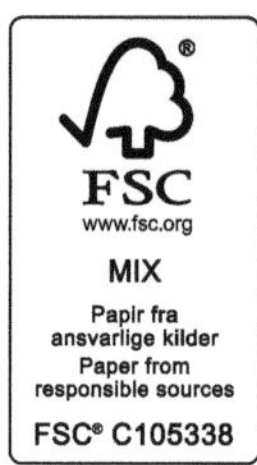

Nærvær og livskvalitet i en travl hverdag

© 2016 Krestine Hartmann

Forlag: Books on Demand GmbH, København, Danmark
Tryk: Books on Demand GmbH, Norderstedt, Tyskland
ISBN 9788771885859

Nærvær og livskvalitet i en travl hverdag

Af Krestine Hartmann
kontakt@krestinehartmann.dk **22800538**

Indholdsfortegnelse

Indledning

Der er kommet efterspørgsel på stille stunder til at lade op og få ro i det indre. I en nogle gange alt for travl hverdag har vi brug for et fundament af fred, glæde og kærlighed i vores væsen, i den måde vi agerer på i samfundet og i vores liv.

Vi lever i en globaliseret verden, med travlhed og højt pres samtidig med mindre indflydelse på vores arbejdsliv. Mennesker stilles overfor utallige udfordringer, der medfører øget præstationsniveau og konkurrence på godt og ondt. Et af dette årtis og nærværets store udfordringer er, at vi har fået adgang til det globale netværk. Vi skal helst være online og til rådighed døgnet rundt. Det er både en fest og en fælde, som vi må være vågne og bevidste om.

Hverdagen byder på store mængder information at forholde sig til, øgede eller ændrede krav på arbejdsmarkedet og mange valgmuligheder, hvilket på en gang giver en høj grad af frihed og for meget at forholde sig til. Det vækker store forventninger til, hvad vi skal, eller synes at vi skal, leve op til, og have ud af livet og det vi gør.

Ifølge Danmarks statistik bruger ca. 7, 6 % af den danske befolkning i den arbejdsdygtige alder (20-64 årige) antidepressiv medicin. Det er et tydeligt udtryk for, at vi mangler noget, der giver glæde og mening i et brede perspektiv.

Med denne bog inviterer jeg dig ind i et univers, hvor forebyggelse af stress sker igennem et nærvær, som åbner for det, der giver dig glæde og livskvalitet, uden at det skal handle om konkurrence, forbrug og status. Målet er, at være et helt menneske med krop og sind, sjæl og ånd. Det betyder mere lethed, og følelse af frihed og indflydelse på vores liv.

Du får redskaber til at lytte til krop, sind og sjæl, som metode til at skabe bedst mulig livskvalitet i et moderne samfund. Du får viden, redskaber og inspiration til at tage beslutninger med indre ro og styrke trods et højt tempo.

Min faglige og praktiske baggrund er mit tidligere arbejde som socialpædagog og institutionsleder, mange års erfaring som holistisk krop- og psykoterapeut samt nuværende arbejde som foredragsholder og procesleder med stresshåndtering og forebyggelse.

Personligt har jeg mødt muren i form af stresssignaler, som jeg selv troede, at jeg kunne håndtere. Højt tempo og ureflekterede ambitioner tog magten fra mig. Jeg overgav mig først, da jeg tog mig selv i at kravle hen til døren, hvor benene gav efter og nægtede at holde mig oprejst på vej ud til bilen.

Mindfulness blev et nyt og meget effektivt redskab for mig. Jeg tog en uddannelse i mindfulness som en overbygning på min praksis og som inspiration til en måde at være til stede, med alt hvad det medfører at leve et fuldt liv med de nødvendige prioriteringer i en travl hverdag.

Undervejs i bogen er der spørgsmål til refleksion og eksempler, som understøtter tekst og øvelser. Jeg henviser nogle steder til videnskabelig og fænomenologisk forskning, det vil sige forskning af fænomener, og den måde vi erfarer tingene på.

Inspirationskilder, baggrund og tilgang

Jeg blander pædagogiske og psykologiske vinkler og redskaber med gammel visdom og moderne videnskab i en helhed, fordi det gør jeg i mit eget liv. Jeg oplever det givende omend krævende at se livet fra flere vinkler og med forskellige nuancer.

Foruden min praksiserfaring er jeg særligt inspireret af mindfulness som en metode til at håndtere stress og som en livsstil. Jeg har valgt Erich Fromms filosofi om kærlighed som en væsentlig og meningsfuld kilde til livskvalitet.

Mit livs- og menneskesyn er funderet i dele af den positive psykologi og af esoterisk psykologi, der flytter fokus fra det enkelte menneske som et isoleret individ, til at se den enkelte som en del af en større helhed.

Den esoteriske psykologi har en erkendelse af:

- ❖ At mennesket har en sjæl
- ❖ At der et liv efter døden
- ❖ At mennesket er en del af en større helhed
- ❖ At det er nødvendigt for et menneske at skabe rette relationer i og til sig selv og til andre mennesker

Kort intro til bogens indhold

Jeg vil invitere dig på en indre rejse, som kan påvirke både dit indre og ydre liv i den retning, hvor der synes at give mening. En rejse der kan udvide din opfattelse af dig selv og samtidig stabilisere dig, i en tid hvor mantraerne *jo hurtigere jo bedre* og *jo mere jo bedre* har høj værdi som en vej til økonomisk vækst. Menneskelig vækst må ligestilles med økonomisk vækst. Vi har brug for at se os selv som medspillere i vores liv, at vi har indflydelse på vores liv og betydning for andre. Vi kan selv gøre noget, for at få en følelse af kontrol og indhold i vores liv.

Kapitlerne er bygget op over en proces der starter med slutningen og derefter bevæger sig gennem de enkelte trin til at komme derhen.

1 kapitel om Det hele menneske giver nogle psykologiske forklaringer på det at være sig selv med sjæl og personlighed. Når mennesket er helt, er man i god balance og kan bedre håndtere de mange både indre og ydre udfordringer, man møder i et moderne liv. I kapitlet får du også spørgsmål til dybere refleksion, der kan gøre dig klogere på dig selv, og på hvordan du udvikler din indre skønhed.

2 kapitel om Nærvær giver din rejse et fundament at gå ud fra. Fra nærværet udspringer glæde, indre visdom og velfunderet handlekraft. Nærvær er godt for helbred, for gode relationer og et godt forhold til dig selv. Nærvær er ikke målet men en strategi til livskvalitet, der indeholder opmærksomhed på krop og sind.

3 kapitel om Kroppen beskriver, hvordan du kan drage omsorg for kroppens vigtige funktion for både helbred og livskvalitet på en helt praktisk måde. Du præsenteres for en mere holistisk tilgang til kroppen som et energisystem, og som en forståelse af at krop og sind hænger tæt sammen i det enkelte menneske og som forbindelsesled mellem mennesker.

4 kapitel om Sindet viser, hvordan sindet på en gang er vores største aktiv og største udfordring i forhold til livskvalitet. Et sind i balance bringer glæde og nytte, når det er kreativt skabende og tjener det autentiske selv. Et uroligt sind er automatisk, det er overbevist om sin egen betydning eller mangel på betydning. Det tager magten, medmindre du bliver bevidst om, hvordan du kan erobre den og tage styring på, hvordan denne kilde til både kreativitet og uro skal håndteres til gavn for dig selv.

5 kapitel om Nærvær og livskvalitet. Her får du et muligt svar på, hvordan du får god kontakt med din indre og ydre helhed, og dermed hvad der er livskvalitet for dig. Du præsenteres for livskvalitet i en psykologisk forstand, sammen med en helhedsorienteret vinkel på hjertet som en bevidsthed i dig. Du får præsenteret nyere forskning om hjertets samspil med hjernen, og hvordan du kan påvirke helheden i krop og sind på den måde, der giver glæde og mening for dig.

6 kapitel om Samhørighed og kommunikation handler om, at når vi har integreret indre ro og følelse af samhørighed i os selv, styrkes vores kommunikation og evne til at skabe social kohærens (fællesskab og samhørighed). I dette kapitel har jeg mest fokus på kommunikation og samarbejde, hvor jeg sidestiller en anerkendende indstilling med den holistiske tilgang af nærvær og følelse af samhørighed med mennesker.

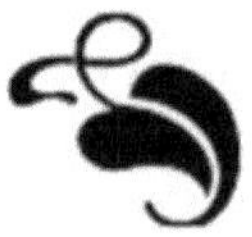

1. Det hele menneske

Menneskers livskvalitet afhænger af et samspil af mange faktorer. De materielle behov er en base for vores livskvalitet, men de opfylder ikke vores behov for følelse af samhørighed, glæde og oplevelse af at være værdifuld og til nytte for andre. Vi har brug for at åbne til en bredere balance af de fysiske, psykiske, sociale og åndelige relationer. Det kræver, at vi af og til vender opmærksomheden indad, for at mærke hvem vi er.

I et mekanisk menneskesyn er en forestilling om det perfekte liv og det ideelle menneske. Vi skal helst have et liv, som vi kan vise frem for andre, og lever vi ikke op til den vedtagne standard, der hvor vi færdes, ses det som en fejl i systemet, der skal fikses. *"Vi reducerer vores liv til middel og materiale for, hvad vi vil opnå for os selv. Hver gang vi kom til kort, og vor stræben blev forsaget eller vi ikke fik udrettet hvad vi havde sat os for noterer vi prisen for vort liv lavt. Det viser, hvor besatte vi er af vore personlige triumfer"*. (Frit efter Løgstrup).

Et mere helhedsorienteret menneskesyn er, at se os som hele mennesker, der i højere grad stræber efter at være den vi er, med en helhed af krop og sind, sjæl og ånd. Overser vi, eller lægger vi for meget vægt på dele af vores helhed eller adskiller krop og sind, mister vi kontakten med helheden i os selv.

Det hele menneske hviler godt i sig selv og føler sig forbundet med omverden. Man kan give sig selv kærlighed, tryghed og forandring på den måde, som er rigtig for én selv uden at være selvtilstrækkelig. Man har overskud til at være ærlig og tage konsekvenserne af, at være den man er, uden at påtvinge andre sin sandhed. Man danner et indre fundament af ægte indre styrke og fred med livet, som det er.

Det hele menneske kan overordnet forklares som en samling af:

- ❖ Den fysiske krop og sanserne
- ❖ Sindet med følelser og intellekt
- ❖ Det sjælelige og åndelige

Kroppen er sjælens og sindets fysiske udtryksform. Kroppen er vores informationscenter der fortæller os, hvordan vi har det. Man kan se kroppen som et udtryk for sindets tilstand og psykiske balance. Det er gennem kontakten med kroppen, vi mærker følelser og sanser. Når vi lukker ned for kroppen, lukker vi også ned for værdifulde informationer om, hvordan vi har det, hvad vi har brug for og for adgangen til glæde og nydelse i livet.

Når kroppen belastes, mærkes det som smerte og træthed. Det er signaler, som fortæller sindet, at der er behov for hvile. En krop i overskud opleves som en følelse af lethed og tyngde i balance. Man er i kontakt med himmel og jord i sit indre centrum.

Sindet er en struktur af vores tanker og følelser, vores erfaringer, prægninger og overbevisninger om os selv og livet. Sindet er både vores udfordring og vores kreative og skabende potentiale. Sindet er meget bevægeligt og påvirkeligt overfor ydre stimuli. Ro i sindet og åbne sanser giver overskud til at udfordre os selv og leve livet med nysgerrighed og vilje til at udfolde det potentiale, vi hver især er kommet med. Uanset hvilke omstændigheder mennesket lever under, er der altid et potentiale at udleve. Dette potentiale forstår vi bedst ved at være i kontakt med vores helhed.

Sjælen er essensen af menneskets eksistens; det er den der spørger: *Hvem er jeg?* Sjælen kan betegne et menneskes bevidsthed, følelser og vilje, men kan også betyde hele mennesket som en levende person. I ældre filosofi og religion, dvs. indtil renæssancen, beskrives sjælen undertiden som noget, der består af et særlig fint og luftigt materiale. De hebraiske, oldindiske, græske og latinske ord for sjæl, nephesh, atma, psyke og anima, betyder oprindelig "ånde" eller "pust". I biblen puster Gud livsgnist eller ånd ind i Adams krop. Græske forfattere som Homer beskriver sjælen som en ånd eller en vind, der forlader legemet ved døden; den er bogstavelig talt dets "sidste suk.

Ånden er i bibelsk betydning, det aspekt der forbinder os med det guddommelige. Man kan også se ånd som livsenergi, der strømmer igennem krop og sind. Ånden nærer os i svære stunder, hvor lyset er svagt og håbet synes slukket. Når vi oplever at mangle livsenergi på grund af sygdom, ensomhed og mangel, føles livskvaliteten forringet i en periode. Her er hjælp at hente ved at kontakte eller genskabe kontakten med ånden. Gennem tiderne har historier, musik og anden kunst vækket ånd, livsenergi og håb i mange mennesker. Jeg ser ånd som en kvalitet, vi alle er en del af og kan opleve i stille stunder. Jeg føler mig stærkest forbundet med ånd, når jeg opholder mig i naturen med øjeblikke af fuld opmærksomhed på dyr, dufte, farver, lyde og luften mod huden.

<table>
<tr><td>

Refleksion

Luk øjnene og skab stilhed i dit indre.

Tænk nu på, hvad der giver dig glæde, livsenergi og følelse af at være forbundet med verden? Det kan for eksempel være børn, dyr, natur, kreativitet, bøn, dybe oplevelser med andre mennesker eller noget helt andet.

Kan du genkalde dig følelsen af dyb indre glæde? Hvad vækker den hos dig? Hvilke situationer på dit arbejde, i din familie eller dit personlige liv giver dig energi?

Lader du bedst op, når du er mellem mennesker, eller når du er for dig selv?

Er der nogle mennesker, du føler dig særligt forbundet med? Hvad er det, der skaber denne forbindelse? Er det noget, du kan etablere med andre/flere mennesker?

Lyt indad og lad svarene komme i form af tanker, billeder og følelser.

</td></tr>
</table>

Vores krop, sind og ånd er en selvregulerende helhed, der konstant informerer os om hvorvidt vores handlinger valg og tanker medfører belastning eller velvære. Hvis vi helt naturligt regulerer vores adfærd efter signalerne fra denne holistiske bevidsthed, frem for alene efter sindets psykiske styring, vil vi altid være i balance.

Sjælen og ånden er forbundet og viser sig i menneskers udtryk. Når vi føler os forbundet med os selv, giver det en god kontakt med, hvem vi er, og hvordan vi kan udfolde det i vores liv. Det giver os styrke og glæde ved at være i livet. At være forbundet med sig selv åbner for at være forbundet med andre.

Helt grundlæggende kan vi starte i psykologien om Jeget eller egoet, for at forstå hvorfor vores indre og ydre ikke altid hænger sammen. Ofte oplever vi at være en person indadtil og en anden udadtil, eller vi opdager, om ikke før så når vi er i krise, at der er forskel på det, vi tænker og føler, og det vi siger eller gør.

Egojeget

I dette afsnit henviser jeg til Jungs model af det dagsbevidste Jeg som egojeget (altså ikke egoisme) og sjælen som det autentiske selv. Egojeget er min benævnelse for personligheden, som den udtrykker sig i kraft af ydre påvirkninger under opvæksten. Sjælen kalder jeg for sjælsjeget. Sjælsjeget er et mere sandt aspekt af dig. Hvor egojeget er skabt gennem påvirkninger fra omgivelserne, er sjælsjeget en medfødt indre del af dig, som er upåvirket af omgivelserne. Sjælsjeget og egojeget er to sider af samme sag, når man ser mennesket som en helhed.

Når vi fødes, kommunikerer vi med kroppen og følelserne og bevidstheden om, at der er nogle omkring os, som tager sig af os. Når barnet er omkring et par år gammelt, begynder jeg-strukturen at vise sig. Egojeget dannes for det første på baggrund af forældrenes normer og handlinger, for det andet af miljøets, kulturens og samfundets prægning og for det tredje af barnets egne medbragte talenter og begrænsninger.

Gennem opvækst og i takt med den fysiske og psykiske udvikling ændrer jeg-strukturen sig i forhold til den ydre verdens krav og holdninger til personen. Den voksnes jeg afspejler på godt og ondt ens fortid, selvbillede og ambitioner. Med de forholdsvis mange ydre påvirkninger tilpasses barnet og den unge til miljøet i opvæksten, og for manges vedkommende er der en skærende kontrast, til den person man er indeni.

Jegudviklingen forløber nemlig sjældent uproblematisk, og som voksen møder man verden med en egopersonlighed, som måske eller måske ikke passer til det, man indeholder, til sjælens strukturer og erfaringer, til det man selv fornemmer, at man er.

De fleste mennesker oplever før eller siden situationer i livet, hvor jegets erfaringer og forestillinger ikke slår til. En krise eller et chok kan være en gave fra sjælen, der viser en helt anden vej. Det sætter egojeget i fokus på godt og ondt, fordi det er gennem dette, vi udtrykker os og forstår og håndterer verden.

Eksempel: En mand, jeg kendte (han lever ikke mere), blev uddannet i en bank efter hans forældres ønske. De mente, at kontorjob var vejen til velstand og prestige, hvilket var det, de ønskede for ham. Hans venner havde ikke de rigtige job, og var ikke velkomne i deres hjem, og de præsenterede ham for kvinder, de anså for det rette selskab. "Ole" blev bankrådgiver, selvom det egentlig ikke interesserede ham og han blev gift med en kone, som ønskede den livsstil, det gav.
Efter nogle år kom han galt afsted med at låne penge ud til en kunde, som ikke kunne betale dem tilbage. Ole frygtede konsekvenserne for kunden (som han kendte) og han frygtede for bankens reaktion på det uheldige udlån. Han begyndte lidt desperat at flytte penge rundt mellem konti, han administrerede, for at dække over det manglende beløb og bevare sin stilling. Vennerne, som han så til sport, oplevede ham som underkuet og uden livsglæde. I flere år levede han med dette bedrag, før det blev opdaget, og han blev fyret.
Konen forlod ham med deres børn, og forældrene skammede sig. Ole var på en gang ulykkelig over at have skuffet sin familie og lettet over at være fri af et livsforløb, hvor han ikke kunne være sig selv. Han tog sin straf og tog forefaldende jobs, indtil han kom ud på en boreplatform. Her følte han sig hjemme og begyndte at trives. Han havde en god ven, som han kunne bo hos, og vennerne oplevede nu den kammerat, de kendte fra skolen. Han begyndte at leve som den person, han oprindelig var.

Oles indre psykologiske fundament var gennemsyret af en række ubevidste og begrænsende overbevisninger om, hvem han var, og hvad han burde gøre for at høre til det etablerede fællesskab.

Vigtige værdier, og måden man lever sit liv på, tilpasses meget ofte forældrenes livsstil og andre autoriteters påvirkning. Den bevidsthed er god at have med, når vi rådgiver andre, for vi ser dem gennem vores egne øjne; det betyder, at når vi ser noget, som vi synes virker forkert eller rigtigt for en anden person, er det ofte en overførsel af vores egne værdier. Når vi er bevidste om, hvem vi selv er, kan vi bedre aflæse andre som de er.

Det kræver indlevelse og god kontakt med sig selv at hjælpe og rådgive andre ud fra, hvem de er. Det betyder også, at når vi tager andres livsform og meninger til os som vores, skal vi være opmærksomme på, om det giver glæde og følelse af at være sandt for os selv. En skelnen som kræver, at man kender sig selv og lytter til kroppens signaler om, hvad der er godt for mig, og hvad der ikke er det. At man lytter ud over sindets vanetænkning og det som virker mest bekvemt, det man kender, og det som måske har virket engang.

Oplever egojeget, at der er noget, det ikke forstår eller ikke håndterer tilstrækkelig godt, er der to muligheder for det: Enten at afvise det eller at underkaste sin hidtidige opfattelse af sig selv og verden en undersøgelse.

Da jeget er en del af helheden, kan det kun rumme dele af den. Derfor forenkler og adskiller vi for at forstå og rumme det, der er væsentligt lige nu.

<table>
<tr><td>Refleksion</td></tr>
<tr><td>Vend opmærksomheden ind i kroppen, så du kobler intellektet fra et øjeblik. Prøv så at spørge dig selv:
Er der områder i mit liv, hvor jeg er afhængig af andres meninger og holdninger?
Lever jeg i nogle sammenhænge ud fra andres normer og forventninger? Hvis du gør, så overvej:</td></tr>
</table>

Holder jeg sider af mig selv tilbage? Spiller jeg roller i kollegiale kredse eller vennekredse? Går jeg på kompromis med vigtige ting, der påvirker min livskvalitet?

Hvis du svarer ja på nogle af spørgsmålene, kan du spørge dig selv:

a. hvad du forsøger at undgå eller opnå med det?

b. om det er fint og nærende for dig, som det er nu?

Ved at søge dit sjælsjeg og dets særlige kreative udtryk kan du udvide bevidsthed og råderum til at være i din sande identitet.

Sjælsjeget

Sjælen kan beskrives som den vi er når vi er den bedste udgave af os selv. Når vi er i kontakt med vores sjæl, er vi vores autentiske selv. Vi oplever mening i livet, fællesskab og følelse af at være forbundet med omverden. Set med esoteriske øjne har vi sjælen med os fra tidligere liv, og dermed har den et dybt kendskab til os og vores sande natur. Men sjælen er ikke så højlydt som egojeget, den giver os signaler via fornemmelser og indre viden, som det kræver en vis stilhed i sindet, for at erfare. Derfor overdøves den let under udviklingen af jeg-strukturen og ydre dominerende stemmer fra forældre og andre autoriteter, der ikke lytter til barnets sjæl. Barnet lærer ikke at lytte til sin indre stemme. Denne kontakt med sit sande selv er latent et sted inde bag ved, og nogle gange får vi en indskydelse eller fornemmelse af, hvad der er sandt, uanset hvad andre siger, mens vi andre gange overhører den fuldstændig.

Egojeget er naturligt tæt forbundet med sindet, og sindet søger svar i intellektet. Når vi skal tage stilling til noget, som har en væsentlig betydning i vores liv, har egojeget en tendens til at søge de nærliggende svar, som kan tilfredsstille behov og begær på den korte bane. Det kan være en hverdagsbeslutning om vores helbred, eller en fornemmelse af at et parforhold eller arbejdsforhold skal afsluttes eller noget i det må ændres. Altså vores livskvalitet i stort og småt.

Hverdagens trummerum overtager let opmærksomheden, så vi "løber for - eller fra livet". Det bliver en virksomhed, der skal drives, med ferier som åndehulller og vi når ikke at stoppe op og lytte til den indre visdom, til en lyst til at gå andre veje, til at udvikle flere kvaliteter i os selv eller til bare at være i nuet. Behov opstår, og man tænker, at man skal gøre noget andet, men vanen overtager hurtigt igen. Travlhed uden opmærksomhed gør os ubevidste, så vi aktiverer og vedligeholder vanehandlinger

Konflikt mellem sjæl og personlighed/egojeget kan gøre os syge i krop og sind. Det påvirker livskvaliteten når vi ikke lever i overensstemmelse med vores autentiske selv, som vi så det i eksemplet med Ole.

For eksempel kan stress føre til sygdom, når job og fritid ikke hænger sammen med de timer, der er i døgnet, og de ting vi gerne vil. Når vi mener, at vi har for travlt til at prioritere den længsel, vi har efter at reflektere over livet, være i naturen, lege med børn eller dyr og andre ting, der får os ind i nuet for en stund, skubber vi sjælen til side.

Stresssymptomer, som træthed, utilstrækkelighedsfølelse, irritabilitet, angst og for nogle også udbrændthed, kan måske undgås, hvis sjælens stemme får lov at trænge igennem egojegets indlærte forestillinger og overbevisninger om, hvad man bør, skal og må for at få succes, kærlighed og glæde.

Den esoteriske psykologi ser mennesket med en sjæl, som er uselvisk og gruppebevidst. En del af sjælen er forankret i os og vores personlighed, mens en anden del er forbundet med ånden. Vores sjæl ønsker at være tilknyttet og engageret i mennesker og i livet.

Når spørgsmål som *hvem er jeg, hvad kan jeg bidrage med* og *hvad er mit formål i livet*, er det sjælen, der begynder at komme igennem den i øvrigt travle dagsbevidsthed.

Intuitivt ved vi, at sjæl har med ægthed og dybde at gøre. Vi kender udtrykket "en fri sjæl", og når vi er i kontakt med vores sjælsjeg, er vi frie til at være os selv. Vi kalder det også at være autentisk i vores udtryk og handlinger.

Sjælsjeget er gruppeorienteret og spørger: *Hvordan kan jeg tjene? På hvilken måde kan jeg bedst bidrage her? Hvad giver glæde til mig og til andre?* Underforstået; hvordan kan jeg bidrage som den jeg er, med det jeg kan, med mine potentialer og den personlighed jeg har.

Da egojeget er styret af sindet, som er separatisme og jeg-orienteret, stiller det spørgsmål som: *Hvad får jeg ud af det? Hvad tjener mig bedst? Hvad forventer andre fra mig?* Egojeget har brug for at beskytte sig imod afvisning og andres manglende godkendelse eller hige efter accept. Det er tilpasset (mere eller mindre) omverdens krav og regler.

Egojeget ser sig selv som et individ adskilt fra mængden. Det tænker: *Jeg er mig og du er dig.* Man ser mere på forskellighed end på lighed. Sjælsjeget siger: *Vi er af det samme stof, og alt hvad jeg gør, påvirker også dig og omvendt.* Alle vore valg påvirker os selv og omgivelserne.

Det handler om at få en dialog mellem de to jeger og finde sit personlige og sjælelige kreative udtryk. Når du udtrykker dig gennem både personlighed og sjæl, bliver dit udtryk ægte og begynder at manifestere sig til gavn for både dig selv og omverden. Du viser, hvem du er i en helhed – ikke de dele af dig selv, som du tror at andre forventer eller håber, at andre vil bifalde.

Du er mindre dine mønstre og mere dit autentiske selv.

Sjælsbevidsthed – at være sig selv

Den indre sjæl i personligheden er tæt forbundet med hjertet, og når vi er i nuet giver den svar på alt fra helbred og børneopdragelse til kærlighed og jobvalg. Når vi åbner os for hjertets stemme er det sjælen der taler til os og den er med os i de mange mindre eller større valg, vi skal foretage i livet.

Dit sjælsjeg er et aspekt i dig, som har en større bevidsthed om, hvem du er. I en travl hverdag mister vi let kontakten med os selv, og tager det overhånd, er vi ude af os selv. De fleste kender til en situation, hvor man reagerer på en måde, så man er ude af sig selv. Man kan føle sig fortabt eller være ude af sig selv af sorg og vrede. Og man kan være ude af sig selv på en selvoptaget på en måde som gør at ens selvbillede om egen kunnen og betydning er ude af proportioner.

At være ude af sig selv, kan også vise sig i form af apati eller et indre eller ydre pres til konstant at handle, og til at reagere ud fra en følelse af pres eller overbelastning. Det kan være i situationer, hvor man føler sig dårligt behandlet, og det kan være, at man har et indre følelsesmæssigt pres, som gør, at man reagerer impulsivt og ubehersket eller trækker sig væk fra ubehagelige situationer. Stress er et udtryk for at være ude af sig selv og et udtryk for, at man ikke har lyttet til kroppens signaler.

At være hjemme i sig selv betyder, at du kan mærke dig selv gennem din krops signaler, dine sanser og dine følelser, og du tager dem alvorligt, ved at give det du mærker opmærksomhed. Du kan integrere de to jeger, så det bliver naturligt for dig at have din opmærksomhed både i det indre og det ydre.

Det bevirker, at du kan have opmærksomheden hjemme i dig selv, så du kan mærke, hvad der sker i dig, samtidig med at du er i aktivitet. Nogle gange på samme tid og andre gange lidt på skift.

Foreningen af de to sider er en proces, du kan indgå i, samtidig med at du er fuldt til stede i hverdagen. Du behøver altså ikke, at trække dig væk fra verden for at forene sjæl og personlighed. Tværtimod virker det bedst, når det foregår i samspil med andre. Du udvider din bevidsthed, så det indre og det ydre er mere samstemmende. Livet bliver ikke problemfrit af det, men du bliver mere vågen og nærværende, og får flere perspektiver på livet. Det er lettere for dig at aflæse andre, og du bliver selv synlig, med alt det skønne og u-fuldkomne du indeholder.

Sjælskvaliteter du kan kultivere for at støtte processen:

Tålmodighed med dig selv og andre samt med livet, sikrer at vi får sjælen med i vores beslutninger. Ofte når vi er pressede eller fortravlede er tålmodighed en udfordring. Utålmodighed medfører problemorientering. Efter en presset og frustrerende tid, kræver det tålmodighed og årvågenhed at bryde de mønstre, der kan have fulgt med. Tålmodighed med dig selv gør dig mere mild og venlig. Det får dit sind til at slappe af, og det er lettere at rumme svære følelser og situationer, du ikke har indflydelse på. Tålmodighed vækker andres tillid og ro, udvider tolerance og vi bliver løsningsorienterede. Meditation styrker tålmodighed

Accept indebærer en grad af fred med tingene, som de er. Mental harmoni, hviler på et fundament af accept. Accept behøver ikke være et udtryk for at bifalde andre, men med en ikkedømmende tilgang kan vi finde accept af forskellighed og forskellige perspektiver. Nogle gange kan en situation være for svær at acceptere, som den er i nuet, men man kan starte med at anerkende, at sådan er det lige nu. Venlighed beroliger selvkritik og indeholder medfølelse og tro på det gode.

Vi kan øve os i at vise venlighed og nysgerrighed over for vores domme og modstand overfor os selv.

Medfølelse udtrykt som kærlighed og forståelse, uanset omstændigheder. Medfølelse er empati, og evnen til indlevelse i sig selv og i andre. Når du er god til at indleve dig i dig selv, er du også i stand til at leve dig ind i andre. Det starter med, som det står i biblen, "Elsk dig selv som din næste". Heri ligger også tilgivelse. Tilgivelse er at give slip på de sår og stød, vi får i livet. Nogle gange påført af os selv i vores uvidenhed eller hast og nogle gange af andre. Ved at tilgive sig selv og andre bliver vi frie.

Mod til at være åben for noget, du endnu ikke ved hvad er og vil medbringe, samt til at stå ved dig selv og vise hvem du er, både når du føler dig stærk, og når du føler dig sårbar. Det giver i sidste ende frihed til at være dig selv.

Taknemmelighed åbner hjertet. Ligesom sjælen, er også hjertet gruppeorienteret, fuld af medfølelse, accept, mod og tålmodighed. Det virker naturligt, at sjælen har sæde i hjertet, så når vi lytter til hjertet, lytter vi til sjælen. Videnskaben viser, at hjertet responderer på mental påvirkning. Det vil sige, at vi kan ændre, den måde vi føler på, blot ved at beslutte, at vi vil føle anderledes. Nogle gange kan vi gøre det omgående, andre gange tager det tid at ændre følelsen, og det kræver nærvær at gøre det til en del af sig selv. Men vi kan få det til at ske. Du kan læse mere om denne forskning i afsnittet om hjertets energi i kapitel 5.

Eksempel: På et tidspunkt, hvor det var lidt trist hjemme hos os, besluttede vi at gå efter sjove film og oplevelser, for at løfte energien og få smilet frem. Ingenting blev bedre af at lade tristheden og det svære fylde det hele. Det har en tendens til at virke selvforstærkende. I stedet gjorde vi os umage for at huske hinanden på det, vi havde at være taknemmelige for og tog vores humørsvingninger lidt mere oppefra og ned. Det skabte øjeblikke af ro, som med tiden stabiliserede sig.

Det kan være en hjælp at huske på, at livet hele tiden bevæger sig, så hverken gode eller svære tider varer evigt. Især når noget er smertefuldt, kan det føles som om, at livet vil være sådan fremover. Livet er rytmisk og veksler mellem gode og dårlige tider.

Når vi synes, at livet går os imod, og det dårlige humør trænger sig på, ligger der ofte en gave i at gøre noget godt *for* andre eller *sammen* med andre. At vække andres smil og glæde har en gavnlig effekt på vores eget humør og sindstilstand. Det vækker glæde, at gøre noget godt for andre.

Sjælen kommer til udtryk i et menneske, når det, spontant gør noget for andre, uden at kræve eller forvente noget til gengæld. I begyndelsen opstår det som impulser, og når man mærker den indre glæde, fører det på et tidspunkt til, at man ønsker at denne tilstand er permanent.

Man begynder at arbejde bevidst på at udvikle sjælsegenskaberne, og dermed også hvad Erich Fromm kalder for moden kærlighed.

At udfolde sjælen er ikke en formular eller en teknik, det er en proces, som den enkelte går ind i på sin måde. Nogle har brug for terapi, hjælp til at komme i kontakt med krop og sanser eller andre måder skabe stilhed i sindet, for (også) at søge svar på dine spørgsmål om hvem du er, fra et dybere sted end de ydre parametre. For andre er det en naturlig proces, som opstår i hverdagen ved at være opmærksom i nuet og lydhør for den stille indre stemme. Se også bilag 2

Må du være en glad sjæl

2. Nærvær

Nærvær og væren til stede i nuet er begyndelsen på din sjælsrejse og personlige rejse til at være dig selv, også når livet er svært, og hverdagen er for travl.

Hvad hindrer os i at være nærværende?

Et højt tempo i hverdagen både på arbejde, i familien og fritiden bliver let en vane. Mange mennesker er i konstant alarmberedskab, et forstadie til stress og udbrændthed. Ca. 430.000 danskere har ifølge tal fra Stressforeningen har en form for symptomer på stress hver dag.

Fakta om alarmberedskab fra stressforeningen

Når stenaldermennesket blev angrebet af et vildt dyr, spændtes hans krop, så den var i alarmberedskab.
Vi moderne mennesker reagerer på samme måde: Vores krop går i alarmberedskab, når den står overfor arbejdets og hjemmets "nutidsfarer". Hvis f.eks. vi ikke kan betale vores regninger, eller hvis chefens krav er for høje.
Ved stress reagerer kroppen, som om den bliver udsat for en fysisk trussel eller fare. Den forbereder sig på at flygte, kæmpe eller på at spille død.
Kroppen kan ikke tåle at være i fuldt beredskab i længere tid uden hvilepauser. Samtidig er det i vore dage normalt med flere stresssituationer dagligt. Og det er, når vi aldrig kobler af fysisk og mentalt, at det bliver farligt.

At være i alarmberedskab giver indre uro, negative tanker, koncentrationsbesvær og reduceret søvnkvalitet. Det påvirker livskvaliteten, og vi må bremse en tendens til at ville det hele og hænge på, så godt vi kan, med ferie som åndehul i kampen for overlevelse.

Ved du, hvad der giver dig glæde på dit arbejde? I din fritid? Med familien? Hvad gør du for at skabe glæde i dit liv? Er der noget, du undlader at gøre? Er der noget, du kunne gøre anderledes?

Vi kan stræbe efter nærvær som modvægt til at være i alarmberedskab. Nærvær handler ikke om tid men om at være opmærksomt til stede i dette nu.

Nærvær er en sansemæssig tilstand af at være fuldt til stede, uden at dømme om det er noget du kan lide eller ikke lide, om det er smukt eller grimt eller om noget var bedre før i tiden. I det du stopper med at dømme, vil du opfange stemninger og intuitive indfald med stor åbenhed. Det er på samme tid helende for sindet og mental fitness for hjernen.

Nogle oplever nærvær som en følelse af lykke, andre som glæde og fredfyldthed eller at forholdet til andre bliver tætte og givende på en meget tilfredsstillende måde. Opmærksomhed i nuet bevirker, at vi når at opleve de gode øjeblikke, der rent faktisk er, før de forsvinder igen.

Vi kan observere de tanker og indtryk, der kommer og går, uden at bedømme dem. Denne væren til stede i nuet er behagelig og afstressende, og det øger evnen til at opleve den virkelighed, vi er en del af i nuet, det vil sige ikke vores erindringer eller vores domme, om det vi oplever.

Når vi er ubevidste om vores dømmende tanker, lader vi os styre af dem. Det kan føre til grubleri, som er nogle usunde tankebaner, der kan medføre nedtrykthed. For eksempel kan man have en erindring om en hund, der engang var aggressiv, og frygten bliver vækket, hver gang man møder en hund, uanset dens udtryk af venlighed eller afvisning. Eller en person, vi møder, minder om en vi engang kendte, og alt efter om det var for det gode eller det dårlige overføres disse erindringer på denne person. Og det foregår helt ubevidst.

Det er naturligt for hjernen at opleve nuet via fortiden og vores erindringer. Erindringer i form af følelser, billeder, dufte og meninger skaber en automatisk reaktion, og det kræver bevidsthed at ændre tankebaner. Vi kan respondere bevidst på hændelser og møder med mennesker, ved at være i nuet uden forudfattede meninger og bedømmelser af det vi oplever.

Meditation er et godt redskab til at styrke nærvær. I indsigtsmeditation træner vi at observere de indtryk og billeder, der strømmer igennem sindet uden at dømme, og uden at hænge fast, i det vi oplever. Det kommer og går, og vi kan se den mentale strøm, som noget vi har, og ikke som noget vi er.

Med træning kan vi beslutte, hvad vi vil respondere på og hvordan. Vi kan slippe gammel identitet og behov for kontrol for at foretage valg, der tjener livets udvikling. Du kan læse mere om dette i kapitlet om Sindet.

Opmærksomt nærvær

Dit nærvær er en gave både til dig selv og til andre mennesker i form af opmærksomhed. Du er opmærksom uden at tænke så meget over det.

<table>
<tr><td>

Opmærksomhedsøvelse

Måske kender du selv fornemmelsen af, om andre er opmærksomme eller fraværende?

Prøv at tænke tilbage på en person, der virkelig var til stede i jeres samtale. Prøv om du kan genkalde dig følelsen, det gav dig.

Hvordan oplever du det, når en person er fraværende?

Hvordan oplever du det, når en person er nærværende?

Prøv nu, om du kan genkalde dig en situation, hvor du selv satte alle dine tanker og meninger om det der blev sagt på stand by, så din opmærksomhed for en stund udelukkende var på det, personen fortalte. Kan du huske sådan en situation? I så fald hvordan oplevede du det?

</td></tr>
</table>

Dette er ikke en let øvelse for os, for vores opmærksomhed glider automatisk ud i associationer om det, der bliver fortalt og ens egne erfaringer eller meninger om det fortalte. Eller opmærksomheden glider ind i tanker, der kan handle om noget, man lige har oplevet, læst i nyhederne eller sidder og arbejder med, om ens mening om personen og måske vedkommendes påklædning, eller tidligere erfaringer man har haft med personen.

Det betyder, at man lytter med delt opmærksomhed, og det er den mest almindelige måde at lytte på.

Opmærksomt nærvær er:

1. Den største gave du kan give en anden person, det er med til at personen føler sig set og hørt. Man føler sig tryg, og får tillid til at man kan være sig selv.
2. Den mest effektive samtale på arbejdspladsen eller andre sammenhænge, hvor den rette information er afgørende for resultatet. De informationer du, får når at blive lagret i din hukommelse, og du får fyldestgørende viden om personen, om en opgave der skal løses og/eller et problem, du skal forholde dig til.

Nærvær med en person kan udtrykke sig i subtile signaler som øjenkontakt, en let berøring, en lyd eller et smil der viser, at jeg har set dig, at man forholder sig til det, der bliver sagt, og ikke til det man tror, den anden mener.

Andre kan mærke, at du er der, når I taler sammen eller bare er i samme rum. Du kan opfange signaler fra en kollega og aflæse dennes tilstand, humør og bevægelser for at indgå i et ordløst samarbejde om at løse opgaver. Man sanser, hvad der sker i rummet og mellem mennesker, og man kan holde fokus, på det der foregår i dette nu.

<table>
<tr><td>Øvelse til mentalt nærvær</td></tr>
<tr><td>Sæt dig til rette med en rank ryg og indstilling af venlighed over for dig selv, luk øjnene og indstil dig på at være helt til stede de næste 5 minutter.
Start med at mærke dine fødder i underlaget. Du kan bøje og strække tæer og fødder nogle gange og mærke at der er liv i dem…..
Mærk nu dine hænder der hviler på dine lår. Dem kan du også bøje og strække lidt, indtil du kan mærke dem…..</td></tr>
</table>

Prøv at få en fornemmelse af kontakt med sædet på stolen, gulvet eller hvor du nu sidder……
Flyt opmærksomheden ind i din vejrtrækning og mærk, at du trækker vejret ind… og ud…. Ind og ud. Hvil din opmærksomhed her et øjeblik.

Begynd herefter at observere dine tankestrømme. Hvad er de optaget af? Tænker de over lydende i rummet, over noget du har gjort eller skal til at gøre, at det er kedeligt, og hvornår det er overstået? Det vil ofte være det første man oplever, når det er en helt ny øvelse.
Hvis du kan forholde dig observerende og se dine tanker som noget du kan betragte, i stedet for at de automatisk springer rundt som vilde aber i skoven, er du godt på vej til at tage styring over dem.
Det er begyndelsen til mentalt nærvær og øget bevidsthed.

Når nærvær er på dagsorden ligger det lige for at bruge mindfulness som et af redskaberne til at være i nuet. Mindfulness er helhedsorienteret på den måde, at det inddrager krop og sind med sin formelle og uformelle træning.

Mindfulness
Fuld opmærksomhed er en enkel og effektiv metode til at sætte os selv fri og genskabe kontakt til vores visdom og vitalitet. (Kabat-Zinn 2007)

Mindfulness er et ord og begreb, som mange kender til eller har erfaring med. Samtidig dækker det over gammel viden og visdom, som også kommer fra andre kilder. Det kan både være spirituelt og en ren videnskabelig metode.

Det oprindelige budskab i mindfulness inviterer os til at forholde os til livet og verden på en måde, som kultiverer det, som allerede er sundt og smukt i os med en accept af, at lidelse og smerte er en naturlig del af livet. Et andet budskab er, at det giver glæde og tilfredshed at give af sit overskud, og jo mere du giver fra en følelse af overskud jo mere får du tilbage. Det bliver uddybet i femte kapitel om Nærvær og livskvalitet.

Samtidig har forskning vist, at mindfulness er et særligt og unikt redskab til stressreduktion, og når det udøves i en bestemt struktureret form, genoprettes de funktioner i hjernen, som nedbrydes ved alvorlig stress.

Almindelig mindfulness træning har en mentalhygiejnisk effekt på et overaktivt sind. Det virker beroligende på de dømmende, selvbegrænsende og springende tankeprocesser. Det aktiverer menneskelige kvaliteter som tålmodighed, gavmildhed, opfindsomhed og velvilje.

Danskerne er præsenteret for mindfulness, af Jon Kabat-Zinn, som Mindfulness Baseret Stress Reduktion, et veldokumenteret redskab til at ændre stressmønstre. MBSR metoden bruges også til behandling af patienter med smerter. For mig er mindfulness tillige en måde at være i verden på.

At være mindful kan beskrives som en tilstand i os, der omfatter intuition, visdom og klarhed. I mindfulness kaldes tilstanden for en fuldstændig fokusering på nuet, som opnås gennem observering af øjeblikket ved vejrtrækningen, kropslig og sansemæssig opmærksomhed. Man kan på en gang observere sine tanker om en situation, og samtidig være opmærksom på hvad der foregår i det ydre. Opmærksomheden er altså i det indre og det ydre på samme tid og på en selvforglemmende og ikke-dømmende måde.

Vi kan udøve mindfulness som formel og uformel meditation. I den formelle sidder vi og visualiserer eller fokuserer på åndedrættet indtil sindet hviler i stilhed. Den uformelle meditation er et dybt nærvær eller væren til stede i det, du gør lige nu. Mens du går, sker der ikke andet end det, måske kan du registrere, at du trækker vejret mens du lytter, skriver eller taler. Du er til stede her og nu, i det du beskæftiger dig med.

En meditativ praksis understøtter åbenhed i nuet, præget af kvaliteter der er naturligt forbundet med venlighed, og medfølelse. Der sker en blødgørelse af jeget. Med afsæt i et dybere selvkendskab og en bevidsthed om etik kan du åbne til hjertets ressourcer.

Meditation giver en mental pause, der åbner og forfiner sanserne for samhørighed. Du skaber et nærvær, der bringer dig tættere på dig selv, på andre og på verden.

Mindfulness formelle (siddende) meditation er en reflekterende form for introspektion og selvobservation også kaldet indsigtsmeditation. Man optræner evnen til at holde fokus for eksempel på åndedrættet eller et positivt indre ord/billede som anker. Derefter går man over til at fokusere sin opmærksomhed på strømmen af impulser og tanke- eller billedstrømme. Dette har en beroligende virkning. Dette vender jeg tilbage til i afsnittet om at trække vejret rigtigt.

Meditation kan udføres på mange måder, og det behøver ikke at være en kamp mellem et rastløst sind og et behov for at få lidt ro i tankemylderet. Der findes flere former for meditation som også indeholder visualisering, og jeg anviser nogle enkle og overskuelige metoder for dig, der ikke har træning i eller lyst til at gå dybere ind i meditationens verden. Om end dette kan anbefales for en varig og bredspektret virkning. For at få en reel effekt af meditation skal du sætte dig og meditere mindst fem ud af syv dage om ugen i 6 – 8 uger. Det er tiden, det tager for sindet at ændre vaner.

I mindfulness taler vi om nærvær og fravær eller væren og gøren. Gøren og fravær er et udtryk for, at tankerne ikke er samme sted som kroppen og opmærksomheden. Vi kender alle eksemplet på, at vi knapt har lagt mærke til vejen og trafikken hen på arbejde, fordi tankerne har været beskæftiget med noget helt andet. Eller som tidligere bemærket at vi lader associationer flytte tankerne ud af helt andre veje end en samtales eller et mødes indhold. Opmærksomt nærvær er en befriende tilstand af fredfyldt væren til stede i nuet.

Gøren fylder meget i det praktiske hverdagsliv her i vores kultur. De fleste er vokset op med et værdisæt, hvor det at gøre noget, er vigtigere og giver mere status end det at være.

Væren kan opleves som mangel på effektivitet, som kedeligt og som dvask. Det giver ikke andres anerkendelse bare at være.

Sandheden er, at træning i væren gør, at vi kommer forbi sindets tendens til at ville underholdes og til at være overaktivt. Det er en form for tærskel, vi må henover for at erfare indre fred og øjeblikke af lykke, som væren og stilhed kan give.

Er dit liv overvejende præget af gøren, kan regelmæssig meditation give dig indre stabilitet; et sted hvor du kan komme i balance og få overskud til at se tingene i det rette perspektiv. Det kan endda blive en måde at standse overbelastning, og give dig selv lov til at være til stede i et afslappet nærvær, med det du gør.

Du kan skabe en tilstand af velbefindende, hvor du er helt til stede, med det der sker, og hvor du husker, hvem du er, med alt hvad det indebærer. Eller, som vi siger i daglig tale, undgå multitasking, som er den direkte vej til overbelastning. For nogle kan stilhed virke skræmmende, og som en eksistentiel undersøgelse af sig selv. Det kan det være. Det kan også bare være at finde fred med den evige strøm af tanker, der kommer og går.

Tanker er en form for mental gøren og tanker er ikke virkeligheden men en mental begivenhed. Vi kan forestille os det værste og det bedste i tankerne, men det er ikke det samme som, at det sker i virkeligheden. Vi har en tendens til at identificere os med vores tanker men vi er ikke tankerne, vi har tanker, og det betyder, at vi kan observere tankerne i stedet for at handle blindt efter de skiftende tanker.

Det viser sig, at mindfulness, som metode til at observere tanker og give slip på dem, er endnu mere effektiv end kognitiv terapi, til at demontere negative tankemønstre for derved at give plads til det andet, der ligger lige inde bag ved. Noget, der kan beskrives som glæde ved bare at være til uden at skulle gøre eller opnå noget bestemt.

Når negative tanker bliver observeret, uden at man følger op på dem, får de ikke fodfæste. De mister værdi og forsvinder igen.

Vi har en tendens til at lade tankerne eller dele af opmærksomheden være beskæftiget med noget andet, end det vi er i gang med lige nu. For eksempel når man i tankerne fortsætter en samtale fra om morgenen, og man måske bebrejder sig selv eller en anden, at der opstod en misforståelse; eller tanker om et møde/en opgave som skal løses senere på dagen. Dette vender vi tilbage til i kapitlet om Sindet.

Fuld opmærksomhed i nuet, er at være til stede i det du er beskæftiget med lige nu. Hvis du er i haven, så lad din opmærksomhed være i dette. Hvis du taler med en person så lad din fulde opmærksomhed være i samtalen, er du til møde, leger med dine børn, arbejder ved computeren, så lad din fulde opmærksomhed være i dette, og når du børster tænderne. Det er overraskende, så mange andre ting tankerne kan nå omkring, mens tandbørsten og hånden arbejder sammen om noget helt konkret. Prøv at observere, hvor dine tanker vandrer hen, mens du børster tænder, og bemærk om det er forskelligt om morgenen og om aftenen.

Eksempel: en kursist meldte tilbage efter en uge med sansetræning, at hun havde valgt at bruge tandbørstning som den praktiske øvelse, hun ville fokusere på. Hun opdagede, at hun gennemgik dagens gøremål mens hun børstede tænder. Da hun trænede sig i at holde fokus på tandbørstning, opdagede hun til sin forundring, at der var stor forskel på hendes nærvær, når hun og børnene skulle ud af døren om morgenen. Det gik på en eller anden måde lettere.

Vi kan selv bestemme, hvor vi vil have opmærksomheden, men ofte lader vi os aflede af tilfældige hændelser omkring os, forbigående tanker og lyde. Du kan bruge nedenstående øvelse til at registrere lyde omkring dig, uden at lade dig forstyrre af ydre begivenheder som insekter der flyver forbi, telefoner der ringer, SMS og ding lyde fra e-mail, biler og stemmer udenfor og lyde i det rum, du arbejder i.

Øvelse til at holde fokus i et miljø med mange forstyrrelser

Sid med en afslappet og rank ryg med hænderne hvilende i skødet. Luk øjnene og kontakt dit åndedræt. Lad din opmærksomhed hvile i åndedrættet et øjeblik. Observer kropsfornemmelser og lyde omkring dig uden at lade dig forstyrre. Registrer, om der er et ur, der tikker, nogen der går forbi, stemmer uden for lokalet. Flyt opmærksomheden længere ud af bygningen. Måske kører der biler forbi, fuglelyde eller andre lyde du kan høre. Lyt til lydende uden at dømme eller vurdere om du synes om dem, om de irriterer dig, eller hvad det kan være der sker. Bare observér og acceptér.

Flyt nu din opmærksomhed tilbage til rummet og herefter tilbage til dig selv. Observér, hvordan det er at have opmærksomheden hjemme i dig selv igen. Du kan sende opmærksomheden ud og ind efter ønske, så du bestemmer, hvor fokus skal være, det er ikke afhængigt af tilfældige lyde eller forbipasserende hændelser.

Mindfulness viser måder at være til stede på, som gør en travl hverdag mere overskuelig. Metoden indeholder redskaber, vi kan bruge i en stræben efter at styrke nærvær til livskvalitet. Mindfulness kan også tilpasses børn og unge som træning i nærvær.

Børn har også brug for nærvær

I dette afsnit vil jeg kort berøre temaet nærvær for børn og mindfulness for voksne, der har eller arbejder med børn.

Børnefamilier har en travl hverdag, med mange opgaver der skal løses, og interesser der skal tilgodeses, kræver det fokus at få logistikken til at gå op. Nærværet kan forsvinde i travlhed og den automatik, der opstår, når livet bliver en virksomhed, der skal passes. Vi ønsker at være nærværende og planlægger måske også at være det, men tiden forsvinder i de mange gøremål.

Forældre og børn kan skabe en hyggelig stund, der styrker nærværet og følelsen af samhørighed for begge parter. Det kan være en fordel at indføre nogle enkle øvelser, der styrker både samvær og nærvær og samtidig giver en lille pause til hjernen. Nedenstående øvelse kan man udføre sammen.

Pusterum – en vejrtrækningsøvelse til ro i kroppen og en mental pause

Øv dig selv i øvelsen før du introducerer det for barnet, og vis hvordan du selv gør.

Instruer barnet i at trække vejret ind gennem næsen mens det tæller til 4 og puste luften ud gennem munden mens de tæller til 8.

Ved udånding er det en hjælp at holde læberne næsten lukkede. Det kan hjælpe med at forlænge udåndingen.

Øvelsen beroliger nervesystemet og den forlængede udånding tømmer lungerne for luft.

Vær opmærksom på at barnet ikke kommer til at trække vejret for hurtigt eller hyperventilere under øvelsen.

Gentag den 3 – 4 gange med barnet. Det kan være fint at indføre det som en daglige lille øvelse om eftermiddagen eller før sengetid.

Fra *Mindfulness med børn* (2016)

Bemærk, når du guider børn, at for børn fra 5 – 8 år skal en opmærksomhedsøvelse maks. vare 4-6 min og for 9 – 16 årige 8-10 minutter.

Massage er et fantastisk redskab til at hjælpe børn (og voksne) til at få opmærksomheden ind i kroppen og mærke sig selv. For de mindre børn er leg og bevægelse samt at få fortalt historie godt til nærvær.

Foruden massage og bevægelse kan denne øvelse være god for dig og dit barn til at styrke relationen og vække indre glæde og fred.

Stilhedsøvelse til nærvær og empati

Du kan guide dit barn således: Sæt dig godt til rette.

1 Læg din højre hånd på brystet, hvor dit hjerte sidder og læg venstre hånd henover den højre. Mærk hvordan brystet hæver og sænker sig. Prøv om du kan mærke med hænderne, at dit hjerte slår?

Mærk nu hele området omkring hjertet. Hvordan føles det? Kan du mærke en stemning? Er der en følelse? Kan du mærke noget fysisk? Du skal bare mærke det, der er, der er ingen regler for, hvordan det skal føles, eller at du skal kunne mærke noget.

2 Læg nu mærke til dit åndedræt. Læg mærke til at du ånder ind og ud. Mærk, hvordan det får din mave til at bevæge sig. Brystet, mellemgulvet eller maven hæver og sænker sig. Måske mærker du også noget andet.

Læg nu mærke til, om dit åndedræt har ændret sig siden øvelsen startede. Det skal ikke være på en bestemt måde, bare læg mærke til hvordan det er.

Mærk, om der er et roligt sted inden i. Et sted hvor der ikke er noget du skal. Der er ingen krav, og intet skal være anderledes end det er. Og du er, lige som du skal være. Prøv at mærke, at du er, lige som du skal være.

Inspiration fra *Nærvær og empati i skolen* (Helle Jensen 2014)

Den bevidste opmærksomhed på hjertet åbner for følelser af venlighed, empati og medfølelse. Fra udviklingspsykologien ved vi, at det er vigtigt at føle sig værdifuld og blive mødt af andre med disse kvaliteter. Kontakten med hjertet giver bevidsthed om glæden ved at være både givende og modtagende.

Konkurrence og præstation mærkes også i børnehøjde. Ifølge stressforeningen (2015) er ca. hvert femte barn og unge berørt af stress på den ene eller den anden måde, og tallet er stigende. Statistikker viser, at et meget stort antal unge har problemer med tristhed, grubleri og lavt selvværd.

Fakta om børn og stress fra stressforeningen

Gennem de senere år har sygehusene i Ålborg, Hillerød, Næstved og Roskilde oplevet stigninger på mellem 10 og 30% i antallet af børn, der er så syge af stress, at de må indlægges.
Også ufødte børn og babyer kan blive stressede og udvikle stress symptomer.
Skolebørnsundersøgelsen fra år 2006 viser, at op mod hver fjerde elev oplever stress ugentligt eller oftere, og kigger man på andelen, der oplever stress månedligt, er det halvdelen af alle eleverne. Undersøgelsen viser desuden at op mod hver femte af de 11 til 15-årige ikke taler fortroligt med deres forældre eller er socialt isolerede.
Børn der trives er kendetegnet ved at de:
Har nærværende forældre/voksne med tid, psykisk overskud og lyst til leg og samvær
Har en tæt, tryg, omsorgsfuld og sikker base at vende tilbage til.
Får deres behov for fysisk kontakt, nærhed og tryghed opfyldt
Har forældre der elsker dem, som de er
Bliver rost og værdsat for det de **er** og ikke kun for, hvad de kan
Bliver ikke stillet overfor større krav og forventninger end de udviklingsmæssigt kan honorere

Det betyder, at mange børn og unge befinder sig i alarmberedskab (se stresstrappen bilag 1), og symptomerne kan vise sig i form af, at de ofte kommer i konflikter, har problemer med koncentration og læring, føler ensomhed og lavt selvværd. Dette kan udløse en selvdestruktiv adfærd og indstilling til sig selv.

Stress er en del af livet, og det må vi lære at håndtere. Især har børn krav på, at vi voksne lærer dem, at etablere bevidste strategier til at være sig selv og tage passende omsorg for sig selv i et konkurrencesamfund.

De skal lære at mærke deres grænser, deres lyster og deres helhjertede ja eller nej til situationer, de står i. De skal så at sige lære, at finde indre ro samtidig med at de er aktive og opmærksomme på flere linjer.

Det kommer, efterhånden som de får erfaring med deres personlige grænse, og forståelse for, at man godt kan have succes og livskvalitet, selvom man ikke konstant er på toppen eller den bedste i klassen. Man kan lære, at tidens pendul svinger frem og tilbage, og der er tider, hvor man skal arbejde, og tider hvor man skal hvile.

Det gælder såvel på skoler og institutioner som hjemme i familien, at en fortravlet livsstil med mange input fra både medier og ting man skal forholde sig til, har konsekvenser for børns evne til "bare at være". Det kan få indflydelse på børns evne til "nærhed", og det at se sig selv som en del af et fællesskab.

Ikke alle børn og unge kan bruge mindfulness baseret stressreduktion men kontakt med glæde og livsenergi gennem krop og sanser og andre nærværs-øvelser har en gavnlig effekt for alle.

Børn har brug for pusterum, hvor de kan sige fra og gå lidt væk for at falde ned. Når man er utilfreds eller uenig med det, der foregår, kan det give lidt ro at gå et andet sted hen og være lidt stille for sig selv. De fleste børn kan godt selv finde ud af det, de skal bare have lov til det med accept fra de voksne. Det at have et sted, hvor det er tilladt at være utilfreds, på en måde der er socialt acceptabel, kan give dem en ventil til en eksplosiv eller udad-reagerende adfærd.

Bevidst at kunne bevæge opmærksomheden ud i omverden og ind i sig selv efter eget valg giver fornemmelse af at være "hjemme i sig selv". Det har betydning for udvikling af selvværd, empati, koncentration og læring. At kunne lytte til kroppens signaler, for på den måde at stabilisere sig selv og sin indsats.

På institutioner og skoler kan øvelser og lege til nærvær styrke børns evne til at være bevidste om, hvad der sker i nuet. De kan mærke sig selv og deres krop, opleve større grad af medfølelse med sig selv og andre, berolige sig selv efter en udfordrende oplevelse eller svære følelser, styrke koncentrationsevne, og for de ældre børns vedkommende, blive mere bevidste om deres reaktioner og handlinger samt konsekvensen af disse.

Pædagoger, der bruger mindfulness i børnehaven, har erfaring med, at deres åndedrætsrytme påvirker børnene. Når vi har konflikter, trækker vi vejret overfladisk og får en uharmonisk hjerterytme. Det sympatiske nervesystem er aktivt, og det er svært at være i kroppen.

Når den voksne går ned i børnehøjde med et bevidst roligt åndedræt og en rolig stemme, hjælpes barnet til at få en mere harmonisk hjerterytme og kan være til stede i sin krop. Dermed kan de voksne bedre hjælpe til, at barnet kan udtrykke sin oplevelse og sine følelser.

Børn som mødes af voksne på den måde, lærer dels at berolige sig selv, når de oplever frustrationer senere i livet og dels at møde andre på den måde.

En mindful tilgang med nærvær og sociale færdigheder kan implementeres i læreplaner som børns personlige og sociale udvikling. I undervisningen har jeg positive erfaringer med, at det styrker elevernes evne til at regulere emotioner og øger opmærksomhed og koncentration der giver ro til undervisning og læring.

Forskning i mindfulness til børn er stadig ung, men undersøgelser og erfaring viser, at børn generelt tager godt imod øvelserne, tilpasset deres alder. Studier af børn, som træner nærvær, opmærksomhed og empati, tyder på at føre til:

- ❖ Styrkelse af viljestyret opmærksomhed
- ❖ Bedre regulering af følelser og adfærd
- ❖ Færre stresssymptomer
- ❖ Styrkelse af sociale færdigheder
- ❖ Bedre faglig indlæring

Kilde: Mindfulness med børn (S. Leoni 2016)

Hvis du som fagperson ønsker systematisk at inddrage mindfulness eller øvelser i dit arbejde med børn, skal du være opmærksom på, at det i høj grad er din måde at være sammen med børnene i hverdagen, der hjælper dem til at være til stede.

Dit venlige nærvær og din personlige erfaring med mindfulness og andre lignende former for træning i at være til stede er en grundlæggende forudsætning for at kunne hjælpe og støtte børn.

Øvelser og lege har ikke en dybere effekt, hvis fagpersonen ikke tager udgangspunkt i sig selv og sin egen erfaring med at bruge øvelserne. Det kan ikke formidles som et pensum.

Erfaring viser, at voksne, der giver mindfulness og øvelser til nærvær videre til børn, også selv oplever øget fysisk og mentalt nærvær og reduceret fysiske signaler om stress.

Kroppen har brug for dit nærvær, og din trivsel er afhængig af, at kroppen er i balance. Når vi er i kontakt med kroppen og lytter til dens signaler, er vi hjemme i os selv og kan handle ud fra hvem vi er, i stedet for ud fra det billede vi ønsker, at andre skal have af os.

3. Kroppen

Kroppen er vores kilde til at være i samhørighed med verden omkring os. Når det lykkes at åbne for fysisk nærvær og hjertets energi, har vi en oplevelse af forbundenhed med verden.

Gennem at mærke din krop, kommer du i kontakt med dine følelser. Sporadisk kropskontakt giver sporadisk kontakt med dine følelser, og stabil kropskontakt giver stabil kontakt med dine følelser. Den indre stabilitet, dette medfører, giver et godt fundament til at tage omsorg for dig selv og udtrykke dine tanker og følelser på en afbalanceret måde.

Vores sjæl og hjerteenergi udtrykkes gennem kroppen og dens signaler. Man kan sige at kroppen er den måde sjæl og personlighed udtrykker sig selv i et fysisk liv blandt andre sjæle og personligheder.

Vi kan have en tendens til at identificere os mere med kroppen og tankerne end med sjælen og hjertet. Det kan også være, at kroppen betragtes som et nødvendigt onde, eller som den måde man præsenterer sig selv på.

Vi er ikke vores krop, den er en vigtig del af vores helhed som mennesker og kilde til livskvalitet. Kroppen, hjertet, hjernen og organerne har et vigtigt samspil for vores livskvalitet. Vi skal lytte til kroppen uden at dyrke den som en gud eller betragte den som et vedhæng.

Kropsbevidsthed er i denne sammenhæng en form for fysisk, sanselig, emotionel og intuitiv kropserfaring. Krop, sind og omgivelser er samhørige og denne dynamik viser vores måde at relatere til verden på.

Din krop, livssituation og livshistorie er vævet ind i hinanden, og det betyder, at det vi føler, påvirker det vi tænker, og det vi tænker og føler påvirker vores fysiske krop og vores relationer. (Engel 2002).

Det betyder også, at det vi gør mod andre, gør vi mod os selv og omvendt. For eksempel hvis du giver dig selv omsorg, giver du det også til andre, og hvis du er fordømmende i din kritik af andre, er du det også over for dig selv.

Det kan virke banalt at minde os om, at vi har en krop, at vi kan mærke den, og at vi trækker vejret, hvad enten vi bemærker det eller ikke; at krop og vejrtrækning understøtter os i de forskellige mentalt fokuserede aktiviteter, vi dagen igennem er i gang med.

Generelt er vi så lidt opmærksomme på det, at vi ikke får den støtte fra krop og åndedræt, som vi kan få. I stedet "bider vi tænderne sammen og klarer det". Eller "holder vejret og står igennem". Talemåder som viser, at vi faktisk afbryder kontakten med krop og åndedræt i belastende situationer, og dermed afskærer os fra vores egen styrke og vitalitet.

Det er netop disse uhensigtsmæssige automatiske reaktioner, der kan medvirke til, at man udvikler symptomer som spændingshovedpine, fordøjelsesbesvær og andet. Ved at man for eksempel "bider tænderne sammen", opstår en vedvarende spændingstilstand i hele kæbeområdet og nogle gange også i skuldre og nakke, som gør det svært at være empatisk med både sig selv og andre. Nedenstående er en simpel øvelse til en kort pause, der kan bringe dig tilbage til nuet midt i et ydre pres.

<table>
<tr><td>

3 minutters øvelse - Stop op et øjeblik og vend tilbage til nuet

Vend opmærksomheden ind i kroppen. Observer dit åndedræt uden at gøre noget ved det. Tillad det at være som det er. Prøv om du kan mærke kropsfornemmelser i nakken, i maven, i benene eller andre steder. Undlad at dømme eller vurdere det du mærker. Træk eventuelt vejret ind i området et par gange.

</td></tr>
</table>

Mange mennesker udstråler stress og mangel på overskud. Udmattelse, angst, overbelastning og rastløshed præger manges liv. Det har betydning for vores kommunikation med omgivelserne.

Vi bliver venligere, når vi falder til ro og finder hjem i os selv, verden får lov til at komme tættere på. Efter en kropskanning (som er en afspændingsmetode der går ud på at gennemgå kroppens forskellige dele) går du ud i verden mere følsom og sansende. Dine sanser skærpes, og du mærker vejrtrækningen tydeligt. Du lukker verden mere ind, og får en grundtone af åbenhed og forbundenhed med omverden.

Krop og sanser
Vores moderne liv tvinger os ind i situationer, hvor vi ofte sidder i mange timer hver dag på arbejde og under transport til og fra arbejde. Det gør, at bevægelser i hverdagen ofte bliver ensformige og sat på standby, indtil vi tager tid til at give dem opmærksomhed.
Mennesker, der får stress, oplever ofte at foruden hukommelsen, forsvinder eller reduceres også en eller flere af de fem sanser (den kinæstetiske sans, smagssans, høresans, og lugte- og synssans), især smags- og lugtesans men også hørelse og syn forringes, og med dette også dele af livskvaliteten. Man kan være så optaget af at løse opgaver og problemer, at man ikke opdager kroppens signaler, før man bliver syg.

Massage er et fantastisk redskab til at komme i kontakt med kroppen og dertil kommer, at det øger kropsbevidstheden.

Forskning har vist, at massage og berøring har en positiv indflydelse på stress, og frigivelsen af oxytocin forlænges videre efter massagen og holder sig længe efter. I kroppen viser det sig som fald i blodtryk og puls, bedre fordøjelse, øget smertetolerance og styrket immunforsvar.

"Oxytocin frigøres ved langsom og blid berøring og fremkalder direkte en følelse af velbehag, som skaber grundlæggende tillid og dermed styrker relationen.

Hertil knytter sig udsagnet, at i oxytocin er kærtegnets hemmelighed. Hemmeligheden ligger neurofysiologisk i, at huden rummer nogle sanseceller med tynde nervefibre, som sender langsomme nervesignaler (1 m. pr. sekund) direkte til storhjernens mellemste område det limbiske system, som er hjemsted for følelser og hukommelse, hvorimod de følesanseindtryk, som aktiverer smerte, tryk- og temperaturoplevelser, går ad hurtige (60 m. pr. sekund) og kraftigere nervefibre til registrering, analyse, bearbejdning i storhjernens overflade hjernebarken". (Fra Berøring & dens betydning" Eirik Tollefsen og Hanne Borup.)

Berøringssansen er altså en væsentlig del af glæde og kærlighed. Det oplever vi for eksempel også, når der kommer kæledyr i børne- og ældre-institutioner.

Afspænding og aktivitet
I vores liv veksler vi hele tiden mellem opspænding og afspænding. Åndedrættet er en vekslen mellem spænding (indånding) og afspænding (udånding)

Afslapning betyder, at kroppen er fuldstændig afspændt i en passiv tilstand både fysiske og psykisk. Afspændt betyder, at du bruger præcis den spænding, der er nødvendig for at udføre funktionen.

I hvile betyder det, at du har afspændte muskler, puls og vejrtrækning er rolig. I aktivitet betyder det, at dine bevægelser er dynamiske og koordinerede i fuldt nærvær fysisk og mentalt.

Afspænding er en tilstand, du kan opnå f.eks. ved opspænding og afspænding i yoga, ved at gå eller løbe en tur uden et bestemt mål eller formål eller hård fysisk træning med efterfølgende udstrækning, ved at åbne dine sanser ude i naturen, ligge og se op i himlen, mærke lyset og varmen fra solen, lytte til bølgerne ved en strand, vinden der suser i træerne og føles mod huden. Du kan også få massage og healing eller gå til afspændingsgymnastik og forskellige former for kropsbehandlinger. Det kan frembringe en afspændingsreaktion at lytte til musik og til naturlyde.

Naturlyde virker særlig godt for børn og unge, der er anspændte og anstrenger sig meget for at følge med i skolen.

Afspænding har en positiv indflydelse på koncentrationen, humør, velvære og den fysiske og psykiske energi stiger. Det er godt som en forberedelse til at tage beslutninger før eller undervejs i længerevarende koncentreret arbejde.

Eksempel: Jeg har personligt svært ved at holde pauser, når jeg arbejder koncentreret i den samme stilling i længere tid, selvom det egentlig er sundt at gøre. Til gengæld kan jeg stoppe op og sænke skuldrene, rette ryggen, kort skanne kroppen for spændinger og tage et par dybe vejrtrækninger mens jeg lader blikket hvile enten med lukkede øjne eller bare ned i skødet, så tankerne også får et øjebliks hvile. Nogle sætter simpelthen et ur til at ringe, for at huske at strække kroppen mellem mange timers koncentreret arbejde.
Hvis jeg kan mærke, at kroppen og eller sindet kalder på en pause, kan jeg fristes til en kop kaffe og lidt tid på nettet. Nogle gange er det godt, andre gange er det ikke nødvendigvis det, jeg har mest lyst til (begær efter), som krop og sind har brug for. 15 minutters yoga, tai chi eller gående meditation giver mere energi end 30 minutter på en briks.

Når vi ikke føler indre glæde og tilfredshed, og når vi presser os selv til et højt tempo både fysisk og mentalt i længere tid bliver trangen til sukker eller andre stimulanser ofte meget påtrængende, og det er let at give efter for den.

Mentale pauser og små nærende mellemmåltider, hvor vi bruger sanserne til at tage smagsindtrykkene helt ind (dvs. ikke læser, ser tv eller gør andre ting samtidig), kan nedsætte behovet. Også let motion virker justerende på behovet for stimulanser.

Hvad kalder din krop på, når du er nede i energi? Hvad virker bedst for dig at gøre?

Træk vejret rigtigt

Åndedrættet er en lille ting, som vi i det daglige ikke ofrer opmærksomhed, fordi det sker af sig selv. Det har dog en overraskende positiv effekt på vores energi og helbred, og det virker som en mental og fysisk afspænding.

Rytmer og puls er naturligt for enhver form for liv lige fra bakteriers fimrehårs blafren over fotosyntesens forskellige stadier og planternes åndedræt til vores egen krops døgnrytme og dens biokemi.

Disse rytmer er en del af jordens større rytmer, tidevandets ebbe og flod, nattens og dagens kredsløb, årstidernes vekslen. Vores kroppe hænger sammen med jorden i en kontinuerlig rytmisk vekslen, hvor stof og energi flyder frem og tilbage mellem vores kroppe, og det vi kalder omgivelserne, men som vi jo er en del af.

Ligesom hjerteslaget er også åndedrættet en helt fundamental livsrytme.

Åndedrættet virker som en port til din indre ro og dybere ressourcer. Herfra udfolder alting sig i sin kraftfulde energiske helhed.

Vores vejrtrækningsrytme varierer meget afhængig af aktivitet og følelser. Den bliver hurtigere med fysisk aktivitet eller følelsesmæssig belastning, og den bliver langsommere, når vi sover og slapper af.

Du kan prøve at være opmærksom på din egen vejrtrækning, når du er ophidset, begejstret, vred, overrasket, og afslappet.

Læg mærke til, hvordan den forandres. Nogle gange er vejrtrækningen meget regelmæssig, og andre gange er den uregelmæssig og besværet.

Som regel tager vi det for givet, og skænker ikke vores vejrtrækning nogle tanker, medmindre noget hindrer os i at trække vejret normalt, eller vi begynder at meditere eller lærer at være bevidste om åndedrættets effekt på vores sundhed.

Vejrtrækningen har også en god funktion som støtte for vedvarende opmærksomhed i hverdagen. Det er en del af os hele tiden, uanset hvor vi er, og hvad vi er i gang med. Når vi retter opmærksomheden på det, fører det os ind i nuet. Det holder vores opmærksomhed på kroppen og den grundlæggende rytmiske proces.

Vi er født med et sundt åndedræt, men et travlt liv, højt præstationsniveau, traumer og kriser påvirker vores vejrtrækning, og mange mennesker trækker vejret forkert. Ved et korrekt åndedræt får du luften helt ned i lungerne og ånder helt ud, før du ånder ind igen. Ofte kommer vi til at ånde for meget og for hurtigt.

Åndedrættet reagerer på vores mentale og følelsesmæssige tilstand ved at ændre sin rytme. Nogle mennesker har problemer med at trække vejret, når de bliver nervøse og forskrækkede.

Det begynder med, at vejret trækkes hurtigere og mere overfladisk, og man ender med at hyperventilere. Det vil sige, at man trækker vejret overfladisk og hurtigt og får ikke ilt nok, samtidig med at kuldioxid ikke udåndes. Det kan give en følelse af at være ør i hovedet ofte ledsaget af en trykken i brystet.

Når man ikke føler, at man får luft nok, kan man blive overvældet af panik, og det bliver endnu sværere at kontrollere sin vejrtrækning. Man kan få fornemmelsen af, at det er et hjerteanfald, og at man er ved at dø. Det værste der kan ske er, at man besvimer, og det kan være farligt nok. Men besvimelse er kroppens måde at bryde den onde cirkel på, som begynder med at man ikke synes at kunne få vejret, det fører til panik, som giver endnu større besvær med vejrtrækningen.

Når man besvimer, bliver vejrtrækningen normal af sig selv. Man kan sige, at kroppen hjælper til at kortslutte bevidstheden et øjeblik for at genoprette balancen.

Et rigtigt åndedræt forebygger og opløser muskelspændinger. Åndedrætsøvelser øger mentalt nærvær og skaber balance i stresshormoner. Det reaktive sympatiske nervesystem beroliges, fordøjelse fremmes og blodtrykket daler. Samtidig virker åndedrættet som forbindelsesled mellem hovedet og kroppen.

Basale teknikker til at styre vejrtrækningen har en beroligende virkning på det sympatiske nervesystem (speederen) og en opkvikkende effekt på det para-sympatiske (bremsen).

Til at begynde med er det måske nemmere at ligge på ryggen eller sidde i en god stol, lukke øjnene og lægge en hånd på maven. Ret opmærksomheden mod hånden og mærk, hvordan den bevæger sig, når luften strømmer ind og ud. Hvis din hånd hæver sig ved indånding som en ballon der fyldes med luft og sænker sig ved udånding som når luften siver ud igen, er du på rette vej. Bevægelsen skal ikke forceres eller være særlig stor. Efterhånden bliver åndedrættet mere afspændt og dybere og roligere i hverdagen, indtil noget aktiverer et overfladisk åndedræt igen.

I yoga får vejrtrækningen stor opmærksomhed. Man kan faktisk sige, at åndedrættet er sindets yoga. En lille "yogaøvelse" med åndedrættet, kan gøre dit liv lettere, når du mærker ubehag, smerte og uro. Nogle gange opstår der situationer, hvor vi må rumme ubehag. Det kan være fristende at protestere eller brokke sig højlydt, og vores "smertegrænse" for, hvad vi kan holde ud fysisk og mentalt, er forskellig.

Jeg bruger for eksempel at få åndedrættet helt ned i maven under navlen og tage et par dybe ind- og udåndinger, når jeg bliver urolig eller anspændt, og når jeg skal deltage i noget, som gør mig utilpas på forhånd. Det samme gør jeg, når jeg er ved at blive utålmodig med en bus, der ikke kommer til tiden, og andre af den slags småting, som egentlig ikke er værd at lade sig irritere over, men når jeg er presset, sker det alligevel.

Det giver afspænding i krop og sind at trække vejret ned i maven under navlen. Det kan også være en hjælp, når man får ubehagelige beskeder eller overraskelser, man helst havde været foruden.

Åndedrætsøvelse – God træning når vejrtrækningen er overfladisk og stopper i halsen eller brystet.

Sæt dig til rette på en stol med ret ryg og afslappede skuldre. Læg en hånd på maven hen over navlen og en hånd på brystet.

Koncentrer dig nu om at ånde ind gennem næsen og ud gennem næsen. Lad udånding bliver lidt længere end indånding, så du får den brugte luft med ud af lungerne.

Træn dig i at få vejrtrækningen helt ned i maven, så den løfter sig let ved indånding og sænker sig i udånding. Det kræver lidt koncentration i starten, til du kan gøre det, uden at det bliver anstrengt.

Måske mærker du vejrtrækningen i brystet, så lungerne bliver aktiveret. Det er ikke nok til at trække vejret helt igennem. Du kan træne dig i at få åndedrættet dybere ned ved dagligt at tage 5 minutter til at trække vejret bevidst uden at forcere hverken tempo eller dybde. Du vil opdage, at vejrtrækningen begynder at blive lidt dybere, når den får opmærksomhed, og med træning genfinder dit åndedræt sin naturlige rytme.

Forkert åndedræt kan give hyper ventilering og muskelspændinger. Se webhenvisning i kapitlet: Afrunding.

Bevidst dybe vejrtrækninger giver afspænding i krop og sind og samtidig vækkes sanserne. Glæden over de små ting i livet træder lidt mere frem, og ubehag, som vi bare må igennem, kan komme i baggrunden.

Eksempel: En kvinde kom til behandling for stress og symptomer på depression. Vivi havde tendens til at gruble og havde mange negative tanker om sig selv, og tanker om det værste, der kunne ske, som vendte tilbage igen og igen.

Hun gav dem sandhedsværdi, så de fik betydning, og hun troede at tankerne var virkeligheden.

Vi talte lidt om tankernes udspring, der stammede fra mobning i barndommen. Hun fandt ud af, at tankernes indhold ikke hang sammen med virkeligheden, men det pres, Vivi var under, vækkede dem til live igen og hun mente, at når de kom, så måtte det være fordi hun skulle forholde sig til dem.

Men sandsynligvis var det presset, der vækkede dem til live, og for at få ro, måtte hun vende opmærksomheden mod nuet.

Mellem vores samtaler aftalte vi, at Vivi skulle gå en tur dagligt med opmærksomheden på det underlag, hun gik på, for at få grounding og mærke sine sanser, som træning i at være i nuet. Meditation var en del af samtalerne, hvor Vivi lærte at blive opmærksom på sin vejrtrækning og at trække vejret ind i de negative tanker. Hver gang de kom, skulle hun byde dem velkommen og trække vejret ind i dem. Det er måden at opløse dem på.

Vivi var uvant med at observere og styre sin vejrtrækning, og det tog tid for hende at få mening i opgaven, men pludselig en dag var den der. Hun opdagede, at tankerne faktisk forsvandt og mistede værdi. De kom igen, men hun kunne bestemme, om hun ville reflektere over deres indhold eller bare observere og trække vejret ind i dem.

Det var en lettelse, og hun oplevede det som en befrielse fra et gammelt mønster; hun fik større autonomi. Nogle gange kom der slemme tanker, som virkede foruroligende, fordi de udsprang af situationer fra hverdagen. Vivi mærkede hvilke tanker, handlinger og kropsfornemmelser det vækkede og ved at lære at observere tankernes indhold uden at handle på dem blev hun mere bevidst om, at adskille sine tanker om situationen og den virkelighed situationen afspejlede. Hun fandt styrke til at være ærlig over for sig selv og andre, om hvad hun ville være med til, og hvad hun ikke ville. Hun blev klar i spyttet og hendes mantra blev fremover: *Træk vejret*, når noget var ubehageligt.

Vejrtrækningen kan også bruges som en metode til at forløse eller lindre kroniske smerter. På en meditationsaften fortalte en deltager, at efter hun er begyndt at meditere og inddrage åndedrættet, kan hun bedre udholde sin kroniske hovedpine. Hun oplever korte vidunderlige øjeblikke af smertefrihed. Vejrtrækningen bevirker, at smerten i perioder træder i baggrunden og hun finder accept af, at det er som det er. Disse perioder bliver længere og oftere, når hun mediterer regelmæssigt.

Vejrtrækningen kan virke som et anker for opmærksomheden, så kroppen afspændes og fysiske smerter mindskes men også triste tanker, tanker om fortid og en mulig fremtid kan reduceres med viljestyret opmærksomhed.

Det kan trænes ved at vende dit fokus tilbage til vejrtrækningen igen og igen, når du under meditation opdager, at opmærksomheden er optaget af tankerne. Herved oplever du, at mellemrummet mellem tankerne bliver større og større, og du får en oplevelse af bare at være. Det giver en dyb fred at have små oaser mellem de evigt krævende tanker. Problemer, der måtte have presset sig på før meditationen, ses ofte i et klarere lys efter meditationen. På den måde kan meditation medføre spontan inspiration, og problemer kan til tider finde nye og kreative løsninger af sig selv, efterhånden som sindet bliver mere stille.

Disse mentale pauser til indre stilhed er små oaser, der kan hjælpe dig til at holde dig samlet og i kontakt med dig selv, også når hverdagen bliver hektisk.

En kursist spurgte, om der ikke er for stor afgrund mellem den indre fredfyldte stilhed og en hverdag i konstant højt tempo. Hun var bekymret for, at hun ikke kunne rumme forskellen, at stilheden ville få hende til at tænke "for meget" over hendes liv og for konsekvensen af dette.

JO, stilhed får os til at tænke over vores liv og prioriteringer. Stilhed med refleksion kan vise, om vi er på forkert spor, og må gøre noget anderledes, eller om vi er på rette vej, men nogle justeringer kan gøre det bedre.

Oaser af stilhed kan bringe os på rette spor og gøre os bevidste om, hvilke justeringer der er brug for.

Vejrtrækningen er en fysisk energitilførsel til krop og sind. Kroppen har også psykisk energi, som vi ikke taler så meget om i hverdagen, men som ikke desto mindre er et faktum.

Energi

En anden form for energi er den psykiske, som vi mærker i kroppen og som også udstråler fra kroppen.

Inspirationskilden til forståelsen af denne er Bob Moore, som er født og opvokset i Irland, hvor han arbejdede som ingeniør på et elværk. Som ung blev han klar over, at han havde udvidede sanseevner og udviklede disse evner yderligere ved hjælp af en engelsk lærer Horace Leaf. Senere flyttede han til England og blev tilknyttet forskellige forskningscentre inden for ESP (extra sensory perception) og psykisk forskning. I 1974 flyttede han til Ringkøbing og startede Psykisk Center her. Bob Moore udviklede meditative øvelser ud fra, hvordan energifeltet og kroppen vekselvirkede i harmoni. Han kunne se, hvornår vi bruger os selv rigtigt, og hvornår vi modarbejder os selv. (Kilde: Helen Gamborg, Det usynlige i helbredelse 2008)

Videnskaben fortæller os, at alt er energi i bevægelse. Fast stof består af energivibrationer og bevægelse. Således også vores krop, som er en fysisk manifestation og et billede af vores energifelt, tanker, følelser og kvaliteter.

Der er love for, hvordan energi arbejder både i elektricitet og i det menneskelige energisystem. Den ikke-fysiske krop er ligesom elektricitet. Man kan ikke se den, men man kan se effekten. Med elektricitet ser vi, når der er lys i pæren og motoren starter. På samme måde kan vi se virkningen af energiens arbejde, ved at se om kroppen er sund eller syg.

Der er mange små dele i kroppen, som viser dens sundhedstilstand helt ned på celleniveau, og jeg oplever, at forståelsen af helheden i kroppen er en vigtig del af vores generelle sundhed og livskvalitet.

Livsenergi og energikroppen

Krop, psyke og sjæl er en helhed, der forbinder sig med hinanden indbyrdes og med omverden. Energien der strømmer gennem kroppen kaldes chi, prana, ånd, livskraft. I det daglige taler vi om det som vitalitet og harmoni.

Fra kroppen er en energiudstråling, som kaldes aura. Tættest på kroppen er et *næsten* fysisk tæt vibrerende energifelt omkring os, der former sig som en energikrop i samme facon som den fysiske krop. Det kaldes sundhedslegemet, og dets opgave er at modtage, videregive og oplagre livsenergi.

Auraen er forbundet med kroppen gennem nogle energihvirvler, der kaldes chakraer eller energicentre. Udstrålingen og energistrømmene kan måles med instrumenter, og nogle mennesker kan ane den med det blotte øje, mens andre kan sanse den gennem hænderne. Vi har alle en aura (dyr og naturen har også aura. Du kan se aura omkring et sundt blomsterblad og omkring alt, der er skabt af naturen).

Vores auraer blander sig med hinanden, og på den måde udveksler vi energi og mærker hinandens mentale og følelsesmæssige vibrationer.

Udveksling af energi

Når vores chakraer og energistrømme i kroppen fungerer optimalt, optager vi mere energi, end vi har brug for til de fysiske og psykiske processer i krop og sind. Der kommer overskudsenergi, som reflekteres ud fra det æteriske felt, som også kaldes sundhedslegemet.

Vi kan for eksempel se det ved et foredrag, hvor personen har en god forbindelse med deltagerne. Vedkommende får publikums opmærksomhed, og det virker som en energitilførsel. Man kan se det i auraen, ved at der strømmer lys ud fra personen, og i udstrålingen fra personens ansigt og kropssprog. Personen kan selv mærke en oplagthed og fornemmelse af øget energi.

Måske kender du det selv, når du taler og viser noget til andre, når du underviser og orienterer ved et møde. Hvis deltagerne lytter og bidrager med opmærksomhed, får du energi af det, og hvis de er fraværende eller uopmærksomme, er det som at give energi ud uden at få noget tilbage.

Oplever du ofte, at mødedeltagere eller elever virker fraværende, når du taler, må du overveje din form og din kontakt med publikum.
Det har betydning, at de har en fornemmelse af, at du vil dem, og at du ikke kun er optaget af dine egne tanker og ideer.

Under almindelige omstændigheder kommer din energi kun i underskud, hvis du er påvirkelig af dine egne og andres indre dramaer, så du får din personlige energi involveret for dybt i problemer, utilfredshed og andres måder at være i verden på. Ved bekymring, ved at være sårbar over for kritik, afvisning og andres negative tanker, og ved at blive vred eller såret og skuffet over modgang, og noget andre gør og siger. Og når vi føler os afhængige af eller underlagt andres vilje.

Oplever du disse problemer i dig selv, er det helt almindeligt, og den bedste måde at styrke og stabilisere dig selv følelsesmæssigt er at skabe hjertekohærens med taknemmelighed, der bringer energi til hjertet og til realitetssansen. Vi får bedre fodfæste og kan se, hvad der skal til.

Nogle problemer forsvinder ud af den mentale energi, og andre bliver mere håndterlige og til at løse. Med hjertets energi ved du, hvordan du skal gribe det an.

Du kan være indlevende og empatisk uden at påtage dig andres energi og tage den med dig, når du forlader dem. Det gælder både en morgensur partner, trætte børn og syge forældre, hvor du gør dit bedste.

Vi kan ikke fjerne sygdom og ubehag ved at bekymre os og tage det med os ud i vores liv. Vi kan lindre ved at være helt til stede med fred og accept af det, der er, når vi er der.

Handler det om aggressive, stressede eller utilfredse kolleger og negative chefer på arbejdspladsen, kan du observere, om det er en tendens eller bare en periode. Hvis det er længerevarende, må du finde styrke og ro til at tage en samtale i øjenhøjde med personen, hvor du fortæller, hvordan det virker på dig og spørge vedkommende, hvordan du kan hjælpe. Det er en måde at tage både den anden og dig selv alvorligt uden at tage problemet på dig, og uden at sprede eller forstærke problemet. Det er også at tilføre energi.

Helt lavpraktisk fylder du dine egne energidepoter ved at drikke vand, få motion og dagslys, sove 7 – 8 timer i døgnet (ikke 5-6 timer i hverdagen og 10-12 timer i weekenden, det slider på krop og sind), spise grønne grøntsager, lytte til harmonisk musik eller selv udøve musik og sang, dyrke moderat motion og ved at gøre noget som giver dig glæde.

Når dit sundhedslegeme lyser meget, er det både et udtryk for, at du er i harmoni fysisk og psykisk samt at der strømmer energi ud fra dig og retur.

Vores krop og sind er samhørige med omgivelserne, og dynamikken mellem dem påvirker vores måde at relatere til omverden på. Det betyder, at det vi føler, påvirker det, vi tænker, og det vi tænker og føler, påvirker vores fysiske krop og vores relationer til verden. Man kan siges at være medskaber af egen virkelighed gennem sit nærvær og opmærksomhed på tanker og følelsers indhold.

4. Sindet

Vores tanker påvirker vores krop og handlinger. Når vi tænker, at noget er svært eller anstrengende, og når vi tænker, at vi har travlt, aktiveres det sympatiske nervesystem og kroppen reagerer på vores tanker med blive anspændt over det svære eller at øge tempoet i travlheden. Kroppen reagerer automatisk på tanker, som om de er hændelser i virkeligheden, og det betyder, at vores tanker og helbred er tæt forbundet. Prøv at tænke på noget sørgeligt eller noget glædeligt, og du vil kunne mærke det i kroppen.

Man kan altså tænke sig op og ned i gear, og man kan tænke sig glad og utilfreds. Det er mere en indre påvirkning end en ydre, men ydre hændelser kan aktivere både negative og positive tanker. Så er det op til den enkelte, hvordan man vælger at respondere på tankerne.

Sindet er både tanker og følelser, og de påvirker hinanden. Travlhed og følelse af hele tiden at være lidt bagefter, følelse af ikke at være elsket og værdifuld for andre, at man ikke slår til, eller at man er helt forkert kan udvikle negative tankemønstre, som gentager sig selv igen og igen. Man oplever tankerne som virkelighed og bliver de automatiske, kan det udvikle sig til grubleri over små ting som eksempelvis mindre uheld eller en ubehagelig samtale. Grubleri er selvforstærkende og kan sætte sig som sygdom i krop og sind.

Forståelsen af at tanker kun er tanker, og derfor ikke skal forveksles med virkelige hændelser, som vi ser det i eksemplet med Vivi i det foregående kapitel, hjælper os til at adskille tankerne om virkeligheden og den faktuelle virkelighed. Når vi ved, at vores tanker og følelser har indflydelse på, hvordan vi har det, må vi bruge denne indsigt i stedet for at lade os styre af vilkårlige eller vanemæssige tankemønstre.

Når tankerne er ubevidste, er vi på autopilot, og vi er ikke til stede i nuet. Vi låser os fast i en overbevisning om, at vi ved, hvem vi er, og hvad der foregår omkring os, selvom det bare er *tanker* om, hvem vi er, og hvad der foregår.

Måske kender du oplevelsen af at kunne observere tanker, der strømmer i baghovedet, samtidig med at du læser højt for dit barn eller lytter til et foredrag, og når du arbejder med rutineopgaver?

Eller at du registrerer en følelse, der ændrer sig lige pludselig, hvor du veksler fra optimisme til bekymring eller omvendt? Det er helt almindeligt og en naturlig del af vores tanke- og følelsesliv. Vi kan lære at observere dem, og beslutte hvordan vi vil respondere på dem og på hændelser i livet og hverdagen.

Følelser har deres eget liv

Følelserne er vigtige parametre for vores tilstand, men de skifter også hurtigt, og man kan let blive humørsyg og ustabil, hvis man lader sig påvirke af alle de følelser, der strømmer igennem.

Følelser af irritation, vrede og frustration opstår i vores liv ved familiemiddage, på arbejdet eller med børnene når de skal noget de ikke vil. Man har lyst til at kontrollere det, så det stopper eller flygte væk fra ubehaget. Man bliver rasende, skuffet, ked af det og har lyst til at styre det eller man bliver fuldstændig overvældet af følelsen, der har fået magten.

Ofte identificerer vi os med vores følelser. Man kan høre det på måden vi udtrykker os på. Når vi siger: ”Jeg *er* vred”, ”jeg *er* ked af det”, er det den måde, vi udtrykker de følelser, vi har. Vi kan slippe identifikationen ved at udtrykke os som: ”Jeg *føler* vrede, jeg *føler* mig ked af det”. Følelsen mister magten, når du ikke *er* følelsen, og det giver dig frihed til at rumme og observere følelser, der kommer og går, uden at handle på dem.

Psykologisk forskning viser, at det tager ca. 90 sek. fra en følelse opstår til den klinger af igen og forsvinder efter ca. 120 sek. Uanset følelsens indhold. (S. Lundqvist 2010). Problemet opstår, når følelser er så intense, at du ikke kan rumme dem, eller når du forsøger at holde fast i dem. Følelser klinger ikke af, når de møder modstand, i form af at du forsøger at undgå at mærke dem, eller når du forsøger at holde den fast, for at den ikke skal forsvinde.

Begge dele forhindrer følelserne i at flyde frit, og vi kan opleve, at vi reagerer for eksempel på vrede eller frygt, mens følelsen er på vej opad, og fortryder det, når den er dalet igen. Eller at vi holder fast i en behagelig følelse og bliver skuffede, når den ikke er vedvarende, selvom mindet stadig sidder i krop og sind.

Ligesom med tankerne må vi acceptere de følelser, der strømmer igennem, med venlighed over for os selv. At mærke og rumme følelser med accept og uden at dømme dem som gode eller dårlige, rigtige eller forkerte, er et redskab til at navigere i de følelser, der kommer og går.

Alle kan blive bange, alle oplever frygt og sårbarhed. Frygt og sårbarhed er lige så naturlige følelser som glæde og styrke. Alligevel kan de opfattes som pinlige eller som et svaghedstegn, og mange mennesker kan være bange for, at de mister respekt og anseelse, hvis, "forkerte" følelser bliver synlige for omverden. Det kan opleves som om det billede, man ønsker at vise omverden, krakelerer, hvis vi viser sider af os selv og vores liv, som gør, at vi ikke fremstår som stærke, selvsikre og handlekraftige.

At undertrykke eller ignorere følelser kan beskrives som at tage forskellige masker på, alt efter hvilken scene man deltager i. Det kan være en oplevelse af, at det ikke er socialt acceptabelt, at vise svaghed, at fylde for meget eller være anderledes end den gruppe, man er en del af. Disse ønsker om kontrol kan medføre en tilstand af vagtsomhed, hvor man vogter over hvilke følelser, tanker og handlinger, der bliver synlige for omverden. Et mønster der skaber afstand til omgivelserne og til én selv, som den man er. En afstand, der kan opfattes af andre som en afvisning, og at man ikke er ærlig og åben om sig selv.

Er det et mønster, du har og ønsker at ændre på, er det bedst at starte i en situation, hvor du føler dig tryg og ved at du kan få hjælp til at håndtere det, hvis følelserne tager magten og udtrykker sig overvældende. Det kan være godt, at bede en god ven, kollega eller partner hjælpe med at sætte ord på, hvordan de oplever det. Det kan være helt anderledes, end den måde du selv oplever det.

Vi får betydning for andre, når vi tør vise, vores følelser uden at analysere, kritisere eller kommentere det, der kommer frem. Vi er ærlige over for os selv, og vi er synlige med, hvem vi er. For at blive mere bevidst om dine følelser, og hvem du er, kan du stille dig selv nogle spørgsmål:

Spørgsmål til refleksion
Er jeg bevidst om mit kropssprog? Lægger jeg mærke til, hvad jeg føler, når jeg er sammen med andre? Lægger jeg mærke til, hvordan andre mennesker har det? Hvor ofte siger jeg noget, uden egentlig at være klar over hvad jeg siger, og hvordan det påvirker andre?

Hvis vi undertrykker eller afviser nogle bestemte følelser, fordi de er ubehagelige, eller fordi vi har lært af vigtige voksne, at det for eksempel udløser kritik og afvisning at vise glæde i bestemte situationer og vrede i andre, undertrykker vi automatisk også de følelser, som vi gerne vil føle.

Vores følelser kan ikke differentiere og skelne mellem, hvad vi ønsker eller ikke ønsker at mærke.

Eksempel: En ung kvinde fandt under en behandling ud af, at hun havde en følelse af, at hun svigtede sin far, hvis hun viste for åbenlys glæde. Hun havde aflæst hans sorg over, at de havde mistet hendes mor, da hun var fire år. Dette gjorde det ubærligt at være "for glad", og hun fik heller ikke støtte til at være ked af det. Siden havde hun undertrykt både glæde og sorg, så når noget gik hende imod, resignerede hun og trak sig tilbage, og når noget var rigtig dejligt, havde hun svært ved at give udtryk for det og kunne føle dårlig samvittighed.

Føler du frygt over for en ny udfordring, eller en opgave du gerne vil have, men frygten bremser dig, er vejen frem ikke at undertrykke frygten. Den er et advarselssignal om, at du er på vej ud af din komfortzone, så lyt til den og spørg den, hvad der skal til, for at du føler dig tryg til at handle. Her er en øvelse, du kan bruge til at træne dig i at rumme dine følelser:

<table>
<tr><td>Øvelse: Accepter følelsen og tag handling på det der er sandt for dig</td></tr>
<tr><td>Træk vejret ind i følelsen – og bliv ved til du har ro med den. Tillad, at der måske opstår kropslige reaktioner og prøv at slappe af med dem. Nogle gange begynder man at spænde i halsen og maven eller andre steder i kroppen, når tårer eller vrede, som har været holdt tilbage, får en mulighed for at komme igennem. Anerkend og accepter, hvis det føles ubehageligt, eller du har modstridende følelser. Det er helt normalt, at der for eksempel kommer tårer sammen med vrede og latter sammen med gråd.
Gentag dette indtil du kan rumme frygten og de modstridende følelser.
Gå igennem frygtens port og gør det, der føles mest rigtigt, for dig.</td></tr>
</table>

Følelser er vigtige at have med i mange af vores beslutninger, især, når det er noget, som påvirker os selv og/eller andre.

Når vi er i god kontakt med os selv og generelt er i god balance, handler vi naturligt og spontant på de følelser, der opstår. For eksempel, hvis du skal give en svær besked/feedback til en person, eller du om morgenen skal aflevere et barn som protesterer. Du ved i dit indre, hvad der er rigtigt at gøre, selvom dine følelser er modstridende. Du kan berolige oprørte følelser og samtidig bruge din empati for den person, der modtager beskeden - og over for barnet, der ikke vil eller har det svært.

Stress starter i sindet

Når vi er pressede, bliver sindet opslugt af katastrofetanker, om det værste der kan ske, og ambitioner, der udvikler sig til styrkeprøver mellem krop og sind – tanker som: *jeg burde kunne, jeg er nødt til, jeg skal lige ordne dette, så kan jeg nå at...* tager opmærksomheden fra kroppen. Krop og sind samarbejder ikke.

I en travl hverdag er problemet, at man glemmer at stoppe op og glædes over det, der er lykkedes, og være til stede med det man er i gang med nu. I tankerne er man allerede i næste opgave, som skal løses, og som helst skulle være ordnet i går.

I vores travle og komplekse hverdag er vi i høj grad opslugt af og identificeret med vores tankevirksomhed, og det vi skal eller vil præstere, som jo er en mental form for gøren. Tankerne er et redskab for vores sind, og når vi bliver mentalt overbelastede, indebærer det, at tankerne har overtaget styringen, og resultatet er, at vi mister kontakten til kroppen og ånden, vores livsenergi.

Mental overbelastning skaber ubalance i krop og sind. Det gør os sårbare og udsatte for at miste kontakten med os selv. Når man er ude af kontakt med sig selv, bliver man dårlig til at vurdere sin egen ydeevne og ressourcer. Man presser sig selv og ofte også andre, og man mærker ikke kroppens signaler. Tvivl på sig selv, manglende glæde og let til frustration og irritation følger i kølvandet.

Fuld opmærksomhed i nuet giver nærvær og ro i øjeblikket. Udfordringen ligger i det tempo, mange føler sig tvunget til at opretholde. I et konstant højt tempo er det svært at mærke, hvad man har brug for. Hvornår en pause er god timing, og hvad man realistisk kan nå eller ikke kan nå.

For at komme hjem i sig selv igen, må man træne sig i at være i nuet og lytte til kroppen. I forhold til trivsel betyder det, at vi hviler godt i os selv og at kvaliteter som kærlighed, tillid og glæde er tættere på og fylder mere end frygt, tvivl og frustration. Vi kender det fra følelsen af at være forelsket, og når man har brugt sig selv på en god måde. Der følger en vis lethed med i kølvandet, og man er i god kontakt med sig selv og omverden. Livet er godt. På en god dag er der balance i arbejde og privatliv, og det er let at vise overskud. Man ved, hvem man er, og hvad man har brug for.

Eksempel: En klient som var direktør for en mellemstor virksomhed kom for at få healing og hjælp til at reducere stress. Han fortalte, at tankerne kørte fra det ene til det andet og han havde mange katastrofetanker om virksomheden, ham selv og om hans børns fremtid i den verden, som tårnede sig op foran ham fuld af fare, forurening og anderledes livsvilkår, end dem han ønskede for sine børn. Alt sammen noget han ikke har direkte indflydelse på men som fyldte meget i hans bevidsthed.

I virkeligheden var han stærkt presset af bestyrelsen i virksomheden, der ikke ville acceptere stagnerende vækstkurver. Det satte ham i en vanskelig situation, hvor han måtte handle både imod sine menneskelige værdier og ud over sine kræfter. Dette var udfordringen for ham, og tankerne om hvad han burde og skulle kunne løse var hans banemand.

Da han kom til mig, var en del af behandlingen at finde ro og mærke sin krop og dernæst at lære at bruge åndedrættet som anker for opmærksomheden. Han fik hjemmearbejde og en af opgaverne gik ud på at flytte sit fokus tilbage til nuet, hver gang tankerne vandrede.

Han skulle udføre en simpel rutineopgave med fuldt nærvær. Han valgte at smøre madpakker, for det er der, han planlægger næste dag, og det ville være et overskueligt sted at afprøve øvelsen. I den næste uge skulle han vende tankerne tilbage til madpakkerne, hver gang de vandrede. Kun tænke på brød, pålæg, madkasse, barnets favoritmad og intet andet.

Hans sind stod af på opgaven til at begynde med, men han valgte alligevel at give det en chance, og ugen efter kom han glad tilbage, og fortalte, at nu havde han fået et redskab til at styre sine tanker i stedet for at være styret af dem. Han oplevede øjeblikke af fred i sindet, og et overskud han ikke havde haft længe. Det havde kun været rigtig svært den første dag. Efterhånden blev han hurtig til at opdage tankernes udflugter og vendte tilbage til nuet.

Herefter fandt han ro ved at smøre madpakker på den måde, en ro der bredte sig ud i mange af hans gøremål og i familien.

Presset til at gøre det hurtigere, bedre og billigere sætter mennesker i den position, hvor de føler, at uetisk adfærd er det eneste alternativ til at komme videre. (Fra en undersøgelse om etik Personal Journal 1987).

Når vi må gå på kompromis med vores etiske normer og principper, og når vi over længere tid presser os selv ud over kanten af, hvad vi formår, (vi overstrækker os fysisk, følelsesmæssigt og mentalt), bliver vi syge, eller vi skaber en form for beskyttelse af vores følelser ved at lukke ned for dem. Når vi lukker ned, kan det give en oplevelse af meningsløshed og håbløshed, som giver sig udtryk i hårdhed og kynisme, ønske om kontrol eller som angst og bekymring over ikke at have kontrol.

Mindfulness Baseret Stress Reduktion anbefaler træning i 8 ugers forløb, og det ser ud til, at de, der følger sådan et forløb, opnår en direkte stabiliserende effekt på deres følelsesliv. Der vil stadig være masser af følelser, men de ser ud til at være mere håndterbare. Man kan respondere bevidst i stedet for automatisk på hændelser i sit liv. Dermed kan man også tage bevidste og velovervejede beslutninger om, hvad man kan og vil være med til.

En del af sådan et forløb handler om at være bevidst om sin vejrtrækning og sine tanker, som vi har været inde på i kapitlet om Kroppen. Tålmodighed med os selv og bevidsthed om vejrtrækningen virker direkte ind på de områder af hjernen, der regulerer vores følelser.

Metoden hæmmer aktiviteten i amygdala, hvilket beroliger følelserne, og det får os til at tænke mere nøgternt og klart. Det udvider også stresstolerance over for begivenheder i hverdagen. Det dybe åndedræt aktiverer det parasympatiske nervesystem, som virker beroligende på det autonome nervesystem.

Vi kan balancere vores indre speeder (sympatiske nervesystem) og bremse (parasympatiske) ved at give passende opmærksomhed til både krop og sind.

Ro i sindet

Mentalt nærvær er sundt for både krop og sind. Ved at blive bevidst om hvad man i virkeligheden stræber efter og stilne de dømmende tanker vækkes vågen opmærksomhed. Livet og målene bliver mere bevidste og nuancerede.

Et eksempel på en ikkedømmende observation er at se et møbel, et hus eller hvad som helst, uden at dømme om man synes det er grimt eller smukt, godt eller skidt. Man registrerer, hvad det er, og hvordan det ser ud: En lænestol, et gult hus, en mand i shorts og bluse med et barn ved hånden. Den måde at observere på betyder at vi giver slip på sammenligninger til egen fordel eller ulempe. Vi bliver mere frie, til at være som vi er.

Ved at finde accept af tankerne, kan vi begynde at rumme og anerkende deres kommen og gåen.

Stræb ikke efter, at de skal stoppe med at komme. Det er en indre kamp imod sindets natur. Accepter og giv slip, mens du øver dig i at erstatte dem med mere givende og kærlige tanker, der nærer indre fred og håb.

Efterhånden vil manglen på opmærksomhed naturligt stilne tankestrømmene og pausen mellem tankerne bliver længere. Disse pauser kan være en lettelse til indre ro, og det kan være rummet til en spirende kreativitet.

Øvelse: Bring ro ind i dit indre system
Sæt dig til rette og vær afslappet med rank ryg og fødderne i gulvet. Luk øjnene eller hold dem let åbne med et defokuseret blik.

Læg eventuelt en hånd på mave og bryst for at mærke de bevæger sig, når du
trækker vejret.

Følg åndedrættet som det er uden at ændre eller forcere noget.

Mærk, hvordan det påvirker dig at sidde sådan i 2 minutter, hvor du blot mærker
dit åndedræt og fornemmer din krop, når du trækker vejret.

Denne øvelse kan du udføre flere gange i løbet af dagen og på den måde styrke
dit nærvær, også når tiden er presset eller situationen er udfordrende.

Fra *Mindfulness i organisationer* (Dansk Psykologisk forlag 2013)

Bemærk, at især om aftenen før sengetid er sindet let påvirkeligt over for hvilke
tanker og følelser, der vækkes for eksempel ved en sen TV-avis med krig og
terror, en uhyggelig film eller bog, et skænderi og negative tanker eller musik der
aktiverer vrede. De påvirkninger, vi giver sindet om aftenen, arbejder videre i
underbevidstheden og det forstyrrer søvnkvaliteten.

Hvis vi fodrer sindet med billeder og ord om grusomme handlinger og skæbner
eller store problemer i verden, som vi ikke har indflydelse på, lagrer de sig i
sindet og påvirker vores hjerne, vores tanker om os selv og verden og vores
måde at være i verden på. Jeg mener ikke, at vi skal lukke øjnene for, hvad der
sker omkring os, eller for andres svære skæbne. Den enkelte skal bare være
bevidst om, hvordan det virker på en selv, og at vi selv kan bestemme, hvad vi vil
lukke ind hvornår og hvordan.

Vær også opmærksom på, at mindre børn er særligt åbne og følsomme for lyde
og billeder. Måske virker de ikke stærke for dig, men de har endnu ikke udviklet
evnen til at lukke af for det, som føles ubehagelig og farligt.

Vi kan sikre os en balance i det negative og det positive, vi lukker ind, ved bevidst
at vælge til og fra på nyhedskanaler og sociale medier. Hvis dit sind er følsomt
over for ydre påvirkning, kan en måde at tage omsorg for dig selv, være at lukke
ned for TV og sociale medier mindst en time, gerne to, før du går i seng.

At skabe positive billeder i sindet har vist sig at medføre positive virkninger til at reducere stress, smerte og problemer med at falde i søvn. Du kan aktivere det ved at læse en god bog, tænke på noget der gør dig glad eller skrive en positivitetsdagbog hvor du skriver 2-3 positive oplevelser, du har haft i løbet af dagen, eller bare gennemgå dagens/livets hændelser med fokus på det, der virker livgivende og løfter din energi.

Det kan kræve selvdisciplin at ændre TV og internetvaner, men det kan vise sig at være en god investering i søvnkvalitet og dermed også din livskvalitet. Overvej hvad du kan sætte i stedet, som giver næring til krop og sind.

Når intellektet vægtes højere end sansning

Det er helt naturligt, at tankerne får stor opmærksomhed, men for megen opmærksomhed her kan belaste vores indre system, og der er både glæde og overskud at hente, ved at skifte mellem tænkning og sansning. Når tanker og følelser tager hele opmærksomheden, bliver vi blinde for skønheden i og omkring os, og vi bliver uopmærksomme på vores indre tilstand. Sanserne får ikke den opmærksomhed fra os, som vi fortjener at give dem, og vi mister kontakten med hvem vi er, når intellektet vægtes på bekostning af sanserne. For høj vægtning af intellektet fjerner os fra nuet, hvilket kan medføre problemer med stress og efterfølgende sygdom.

Eksempel: En klient kom med stresssymptomer som svimmelhed, træthed og en tendens til at være ret opfarende, hvilket ikke var hans normale temperament. ”John” talte meget og hurtigt uden at stoppe for at holde en lille pause. Jeg bremsede ham på et tidspunkt og spurgte hvordan det føltes i kroppen, når han talte om sin nye kollega. John så overrasket på mig og spurgte, hvad jeg mente. Jeg bad ham forestille sig, at han kunne gå ind i kroppen og observere, hvad han oplevede her. ”Ingenting” var svaret. John var uvant med at mærke sin krops fornemmelser og signaler, og det påvirkede både ham selv, hans helbred og hans fornemmelse af relationen mellem ham selv og andre.

Ved at se på hvordan hjernen er opbygget og fungerer, kan vi forstå, hvad der sker, hvis vi mister kontakten til den sansende del af hjernen.

Det vi ved nu, er at menneskehjernen er inddelt og udviklet i tre lag (Maclean 1990). Den ældste del er reptilhjernen, der styrer vores kropsfunktioner som puls, åndedræt, fordøjelse, søvn og instinkter. Kaldes også den sansende del af hjernen. Den næste del pattedyrhjernen (det limbiske system eller den følende hjerne) er udviklet lidt senere end reptilhjernen og lægger sig omkring den. Den er centrum for følelser, sanser og hukommelse. I det limbiske system er amygdala, som regulerer emotioner og hippocampus som indeholder hukommelsen og erindringer om tid og sted.

Neocortex er, som navnet antyder, den seneste udvikling i hjernen, og den omgiver de to nederste lag. Neocortex kaldes også den tænkende del af hjernen. Den er hovedsæde for strategisk og abstrakt tænkning, planlægning, organisering, sprog i samspil med de impulser der kommer fra både den sansende og den følende hjerne, som også har et samspil med hjertets hjerne og kroppens øvrige organer og funktioner.

Den tredelte hjerne

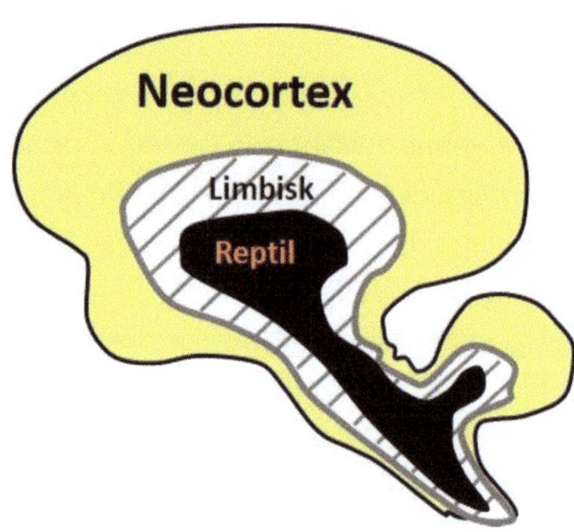

I vores moderne liv, bruger vi den tænkende del af hjernen i de fleste af døgnets vågne timer. Vi tænker, tolker, overvejer og problemløser, ikke bare når vi er på arbejde men også når vi kører bil, lufter hunden, børster tænder, laver mad, er sammen med familie og venner, dyrker sport og når vi godt kunne tænke os at sove men bliver holdt vågne af en aktiv neocortex. Vi er så vant til at forholde os, til alt, hvad der sker, analysere begivenheder og tænke over tingene, at det bliver en vane, som der er brug for at vi bevidst kobler til og fra.

Der er en omvendt proportionalitet mellem sansning og tænkning. Jo mere du tænker, jo mindre er du i dine sanser og omvendt. For meget tænkning på bekostning af sansning kan føre til følelsen af ensomhed, tristhed og oplevelse af meningsløshed. Følelser der kan blive forstadier til stress. Tilværelsen bliver domineret af tankeverden og det forringer sansning af livets mange nuancer.

Du kan lade dine sanser og din krop hjælpe dig til at forbinde dig med nuet. Ved at aktivere sanserne giver du din tænkende hjerne en pause, og dit nærvær får en dybere kvalitet. Det virker samtidig healende for krop og sind, der belastes af overdreven tænkning.

Jeg bruger naturen til at aktivere sanserne med farver, dufte, lyde og fornemmelsen af underlaget under fødderne eller vandet der slikker om tæerne. Stilhed, musik og leg med børn og husdyr virker godt. Motion, havearbejde, en god middag og sex er er virksomt til at aktivere sanserne og hvile hjernen.

Øvelse: Fra tænkning til sansning

Mærk dit åndedræt lige nu, mens du læser dette. Du skal ikke gøre noget. Blot mærk, at du trækker vejret uden at ændre på det. Ofte sker det, at opmærksomhed på åndedrættet bevirker, at det af sig selv bliver lidt dybere og lidt roligere uden at du gør noget aktivt for det.
Prøv, om du kan mærke dit hjerte banke. Intensiver din opmærksomhed lidt mere, og prøv om du også kan mærke hjerterytmen. Hvis du ikke kan, kan så vær

tålmodig med dig selv og prøv igen senere. Nogle gange handler det om træning i at sanse kropsfornemmelserne.

Nærværet skaber indre stilhed, og herfra udspringer kilden til fantasi, der kan virke som katalysator for at skabe den fremtid, du ønsker på bestemte områder i dit liv. Positive forestillinger og overbevisninger har en helende effekt på kroppen og sindet og skaber positive historier på det ydre plan.

Forestillingsevnen er sindets skabende kraft

Fantasien opstår som en kreativ impuls i neocortex. At bruge fantasi til at visualisere er en nøgle til at skabe noget kreativt og påvirke en ønsket fremtid i den rigtige retning.

I fantasien er alt muligt. Sjælen blander sig, når vi bruger fantasien. Den kan bedst komme igennem til os, når sindet er afslappet, og intellektet er koblet lidt fra. Så fantasi er en måde at åbne sig for, hvad sjælen fortæller, og hvad vi inderst inde selv vil. Nogle bruger for eksempel billedterapi, som metode til at finde hjem i sig selv og lære sine inderste ønsker og kreativitet at kende.

Med fantasien kan vi hente inspiration til at ændre ideer og overbevisninger, og vi kan plante spirende intentioner, som senere kan manifesteres i virkeligheden.

Vi kan ændre på vores indstilling til os selv, til mennesker og situationer med forestillingsevnen. Forestillingsevnen kan anvendes til at skabe tankebilleder, der påvirker følelser, tanker og sansninger. Det er en kombination af fantasi (følelse) og mental kreativitet.

Den spirituelle forfatter Assagioli (Viljens psykologi) kalder forestillingsevnen et særdeles vigtigt redskab for det menneske, der søger at mestre sit liv.

Assagioli beskriver tankebilledernes funktion således: "*Ideer og billeder har en tilbøjelighed til at vække emotioner og følelser, der svarer til dem*". Det svarer til udsagnet "som et menneske tænker, således er han".

I praksis anvendes forestillingsevnen som en guidet fantasirejse, hvor koncentration på udvalgte tankebilleder bidrager til at realisere det, der tænkes på. Bemærk:

Når du bruger øvelser som stiller spørgsmål til din indre visdom, får du det største udbytte ved først at afspænde krop og sind. Eventuelt med en kropskanning eller med et par dybe vejrtrækninger for at du føler dig afspændt. Flyt derefter opmærksomheden fra hovedet ned i kroppen, så det ikke bliver dine hverdagstanker og dit intellekt, der svarer.

Vær tålmodig, for nogle gange får du svaret, mens du spørger eller i løbet af visualiseringen, og andre gange føles det helt tomt, så kommer svarene i form af inspiration på et senere tidspunkt.

Forestillingsevnen er det præcise udtryk for at fremkalde og skabe billeder, og den har en vigtig funktion i den menneskelige psyke på både de bevidste og ubevidste niveauer.

Dine visioner er et produkt af en åben fantasi. Her er en øvelse til at udvide din fantasi:

Fantasiøvelse
Sæt dig et roligt sted og start med et par dybe ind- og udåndinger til at skabe nærvær og ro. Skriv nu en liste over ting, du ville gøre, hvis penge ikke var et problem. Hvordan ville dit liv se ud, hvilken stilling ville du bestride, hvilke muligheder for samskaben kan du se, hvordan ville du gribe din seneste udfordring an? Skriv en liste over ting, du ville skabe eller gøre, hvis dit talent ikke var et problem? Hvis tid ikke var et problem? Overvej om noget af det, du skriver på listen er muligt; måske på en anden måde eller i en anden skala end dine første tanker. For ofte følges vores drømme op af

begrænsende tanker eller af illusioner som giver hovedkulds handling. Brug visualisering til at følge det til dørs.

Visualisering er en brugt metode til at opnå mål og fremme særlige evner.

Visualisering er et effektivt redskab til såvel skabende kreativitet som til at ændre på en relation eller situation som ofte går i hårdknude. Og til at forestille sig hvad der sker, hvis man følger sine fantasi.

Jeg bruger visualisering på mine kurser, og her er en til dig:

Visualisering: At ændre en situation fra fastlåst til let og ubesværet

Tænk på en almindelig situation, som har en tendens til at blive anspændt. For eksempel når du skal ud af døren om morgenen.

Måske har du mange ting, du skal nå, før du tager afsted, og måske skal du aflevere trætte børn i skole og daginstitution.

Tænk tilbage på en morgen, hvor det hele gik skævt. Vær observerende på forløbet. Hvad gjorde du? Hvilke opgaver prioriterede du? Var der en opdatering på de sociale medier, som lige skulle læses, en mail eller en nyhed? Kom du lidt for sent op?

Prøv om du kan mærke i din krop, hvordan situationen påvirkede dig fysisk: Blev du træt eller energifyldt? Mentalt: Blev du irritabel eller veloplagt? Følelsesmæssigt: Blev du sur på børnene, dig selv eller andre, blev du glad og i godt humør?

Prøv nu at forestille dig, at din morgen forløber let og ubesværet. Hvad gør du anderledes? Hvad kan du sanse og fornemme om din indstilling, dine tanker og følelser. Er der træthed i kroppen, som får lov at brede sig til resten af dig, eller kan du "smile" den væk? Hvad tænker du om dagen, som ligger foran dig? Hvad siger du til dig selv, og hvilket "tonefald" har du over for dig selv? Er det kritisk, hårdt, kærligt, indlevende? Hvordan reagerer børnene, når du kalder, eller den person, du lige skal have en samtale med? Kan du fornemme, om de reagerer på dit tonefald og din sindsstemning?

Hvordan kommer du/I ud af døren?

Se detaljerne for dig. Hvordan føles det nu i kroppen?

Du kan bruge denne model til enhver situation i dit liv, når du skal have en alvorlig samtale med din partner, før en vanskelig samtale, eller når dit arbejdspres er for stort i en periode, og når en problematik på arbejde bliver ved at gentage sig. Jeg brugte for eksempel denne visualisering til en gruppe undervisere:

Visualisering: At forstå en situation bedre

Tænk på en undervisningssituation du ønsker at gøre bedre.

Se situationen for dig, og forestil dig, at deltagerne er engagerede og oplever at indholdet giver mening. Hvordan ser det ud?

Se detaljerne for dig. Hvordan føles det i kroppen?

Hvad kan du sanse eller fornemme om din indstilling dine tanker og følelser i situationen?

Hvad sker der, når undervisningen er slut?

Hvilke tanker og følelser giver det dig?

Hvad skal du gøre anderledes for at skabe den forbedrede situation?

Er der nogen du skal kontakte for at få hjælp menneskeligt/teknisk?

Er der noget du skal ændre i din måde at forberede dig eller starte undervisningen på?

Tag dig tid og hav accept på, at du måske ikke får et billede her og nu, men din underbevidsthed arbejder, og du har sat en god proces i gang, som giver dig inspirationen, når du har brug for den.

Fred i sindet opnås ved at se, at kærlighed er ægte. Vi glemmer det let, når tingene ikke er, hvad de ser ud til, når virkeligheden er svær at rumme og når ambitioner overstiger de personlige ressourcer. Men når du vælger alligevel at fokusere på denne sandhed, fremkalder du kærlig adfærd og kærlige løsninger.

Ved at ønske gode ting for både dig selv og andre, styrker du selvværd og åbenhed for andres perspektiver med en ikkedømmende indstilling. Det hjælper med at skabe tryghed og åbenhed i dig selv og andre.

Intuition
Når vi taler om forestillingsevne, må vi også inddrage intuitionen, der styrkes, når vi bruger vores sanser og forestillingsevne.

Intuition i hverdagen er at lytte til den indre viden, at være åben overfor alle de tegn, der kan forekomme som subtile og flygtige fornemmelser eller små og ubetydelige ideer. Intuition er også at vide noget uden at analysere og forstå med intellektet.

Den rationelle logiske tænkning arbejder lineært og går efter det konkrete og beviselige. Ud fra det man ved, skabes nye betragtninger og konklusioner. Tænkning er i hovedsædet som Descartes meget kendte konklusion: *Jeg tænker derfor er jeg.* Den måde at tænke på sikrer struktur og orden inden for de afstukne rammer og grænser, men ønsker vi at overskride de grænser, må vi tage intuitionen til hjælp.

Intuition rækker ud over den rationelle logiske tænkning, og tænkningen er mere cirkulær, man ser, at ting kan hænge sammen, uden at følge en anlagt linje. Vi kan opleve at vide noget, som vi ikke har forudsætninger for at vide. Man kan se større sammenhænge uden ord til at forklare, man forstår, hvad der foregår i et andet menneske eller har en fornemmelse af, at noget er på vej. Intuitionen er det, der gør os mere levende og lysende som mennesker og nogle gange er det også vejen til store opdagelser. Man lader sig stimulere af udfordringer og kan opfange samspillet mellem flere faktorer samtidigt. Ofte ved man, hvad der er sandt i ét nu.

Intuitiv tænkning kræver en afspændt hjerne (uden ord) som er fokuseret på nuet og fri af distraherende følelser af angst og forhåbning. Derved skabes også flow, det vil sige intuitiv kreativ handling. Man er åben uden forventninger, domme og erfaringer.

Opmærksomt nærvær kan hjælpe os til at få forbindelse med ubevidste intuitive niveauer og samtidig styrker det empati og indlevelsesevne.

Den optimale psykologiske tilstand er afspændt koncentration, og afspænding er en af meditationens virkninger, evnen til koncentration er en anden. Denne form for bevidsthed kaldes mindful opmærksomhed.

I hverdagen kan det handle om at have tillid til sin fornemmelse af, at noget er galt og blive ved med at søge læge til sit syge barn indtil man får ro. Det kan også handle om, at vide noget om hvad der foregår på arbejdspladsen, eller hvordan kollegaen har det, at hun er gravid næsten før hun selv ved det, eller at der er noget galt et sted, og det kræver en nærmere undersøgelse.

Intuition er en måde at være i kontakt med din indre visdom og sjælens stemme.

Hvis du har tendens til at være meget rationel eller frygter at dine visioner og fornemmelser er ønsketænkning, kan du træne dig op til at spørge intuitionen, om noget er godt eller skidt for dig, og om hvordan du bedst forholder dig til en bestemt situation.

Måske stopper du ind i mellem op og reflekterer over din målsætning ved at stille følgende spørgsmål: Hvad er væsentligt i mit liv? Hvor er jeg nu? Hvor vil jeg gerne hen? Hvem vil jeg følges med? Du kan følge dine spørgsmål op med en kreativ visualisering som nedenstående. Det kobler intellektet af for en stund og giver dit sande selv bedre mulighed for at komme igennem med et svar.

Øvelse: Intuitiv beslutningstagen

Luk dine øjne og tag kontakt med dit åndedræt. Lad din beslutning bundfælde sig i din bevidsthed og hold dig åben for de billeder, tanker og følelser der opstår når du kobler intellektet fra. Forestil dig nu at du har taget beslutningen og spørg ind i dig selv:

Hvordan vil det få indflydelse på mit liv og mit arbejde og på andre?

Hvordan føles dette i kroppen?

I morgen?

Hvordan føles dette i kroppen? Hvordan ser din situation ud, hvis du vælger denne løsning

Hvad er din følelse nu? Hvordan er den om en uge?

Hvordan føles dette i kroppen? Hvordan ser din situation ud, hvis du vælger denne løsning

Hvad er din følelse nu? Hvordan er den om en måned?

Hvordan føles dette i kroppen? Hvordan ser din situation ud, hvis du vælger denne løsning

Hvad er din følelse nu? Hvordan er den om et år?

Fra Praktisk spiritualitet af Dan Milman

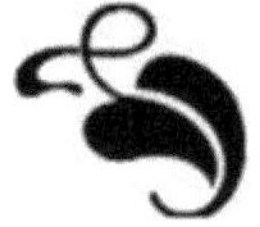

5. Nærvær og livskvalitet

Debatten om lykke har bevæget sig hen imod at tale om livskvalitet som en betegnelse for det, der kendetegner et godt liv. Et liv der opleves meningsfuldt og glædesfyldt, med alt hvad det indebærer.

Der er foretaget en del forskning i livskvalitet, og det deles op i forskellige livsområder. For eksempel forskes der i livskvalitet for handikappede, for kronisk syge og for ældre. Den daglige livskvalitet lægges ofte ind i termer som velfærd. Velfærd er et gode, som lægger et fundament til at vi kan hæve bevidstheden over en kamp for overlevelse, og dermed, som Maslow beskriver det, udfolde os selv som mennesker med de potentialer vi har. Flere, heriblandt Liv Næss (2001), har forsket i psykologisk livskvalitet. Det vil sige, at det er en livskvalitet, der ikke er afhængig af økonomisk og social status, når de daglige fornødenheder som bolig, varme, mad og tøj er dækket ind. Det udtrykkes således i følgende fire punkter:

- ❖ **Sociale relationer.** En persons livskvalitet højnes, hvis det har et nært og gensidigt forhold til mindst en anden person samt et gruppetilhørsforhold, hvor man føler sig tilknyttet venner, familie eller kolleger.
- ❖ **Selvbillede.** Når personen har et positivt billede af sig selv, som en der føler sig nyttig, kvalificeret og værdifuld for andre.
- ❖ **En grundstemning af glæde**, velvære og livslyst. En persons livskvalitet øges ved at livet føles meningsfuldt, rigt, trygt og givende.
- ❖ **Aktivitet.** At udfolde aktiviteter som giver følelsen af livslyst og engagement i forhold uden for sig selv. Herunder oplevelse af flow.

Psykologisk livskvalitet har vi indflydelse på. Heartfulness, som indeholder mindfulness og forskning i hjerterytmen og nerveforbindelsen mellem hjertet og hjernen, er et bud på en måde at sætte livskvalitet på dagsordenen.

Heartfulness - hjertets energi

Mind og heart er det samme ord på asiatiske sprog, heraf åbnes for heartfulness. Det handler om at åbne både sindet og hjertet for livskvalitet. Indlevelsesevnen udvikles, så man kan se verden fra andres perspektiv uden at give køb på sig selv. Dette øger fornemmelsen af samhørighed og forbundenhed med andre.

Forskning i hjertets rytme og krop og psyke viser, at der er en direkte forbindelse mellem hjernen og hjertet, som har væsentlig indflydelse på vores sundhed, læring, trivsel og sociale kompetencer. Forskningsinstituttet HeartMath i Californien forsker specifikt i hjertet og dets rolle for sundhed, og hvorvidt hjertet kan bidrage til at belyse nogle af bevidsthedens gåder.

Hjertets rytmiske mønstre varierer spontant i forhold til den emotionelle tilstand og kan derfor bruges som indikator til at skelne mellem de følelsesmæssige tilstande, den enkelte person har. HeartMath har udviklet et hjertebaseret biofeedbacksystem, som måler hjernens elektriske impulser (EEG) og kortlægger hjertets spændingsforskel elektrokardiografi (EKG), så man kan se hjerteratevariabiliteten (HRV) direkte på skærmen, som billedet længere fremme viser det.

Forskerne opdagede, at hjertets rytmiske mønster var direkte associeret med menneskets aktivering af tydelige adskilte følelsesmæssige tilstande og at hjertets rytmiske mønstre varierede spontant, svarende til forskellige emotionelle tilstande. Forskerne konkluderede efter mange forskellige eksperimenter på forskellige grupper af mennesker, at hjertets varierende aktivitet kunne bruges som en pålidelig indikator med hensyn til at skelne mellem de følelsesmæssige tilstande, som hersker i det enkelte individ.

Når hjertets rytmiske mønstre er dynamiske med et vist niveau i variabiliteten, virker det organiserende på alle kroppens systemer og organer. Det kaldes hjertekohærens.

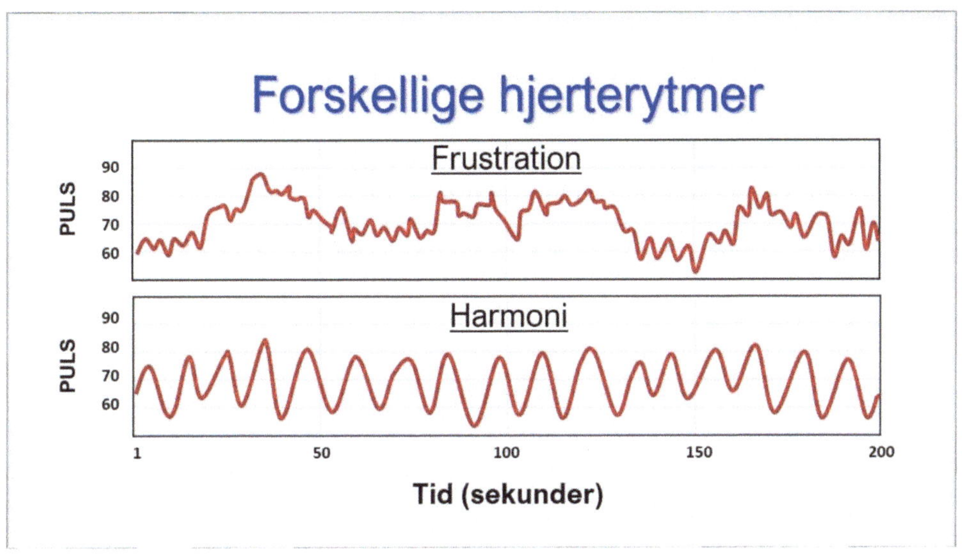

Billede inspireret fra HeartMath Californien

Hjertekohærens

Vi følger vores indre visdom, når vi med nærvær og åbent hjerte forsøger at folde vores indre lys ud til glæde og gavn for jorden.

Forskningen viste, at følelsesmæssige tilstande som for eksempel aggression, tristhed og frustration påvirker hjerteratevariabiliteten (HRV)negativt, og positive følelsesmæssige tilstande påvirker HRV positivt på en måde, som skaber harmoni i samspillet mellem hjertet og hjernen. Specielt følelserne kærlighed og taknemmelighed virker stimulerende på etablering af den kohærente (sammenhængende eller harmonisk) tilstand.

Gennem nerveforbindelsen nervus vagus formidles følelser mellem hjertet og hjernen og videre ud i organerne, når vi er opstemte, og når vi er triste. Det kan mærkes i hjertet, når vi hilser på en glad person, når vi leger, og når dansk idræt har vundet et verdensmesterskab. Du kender fornemmelsen af, at hjertet svulmer af glæde, og når du bliver bange eller chokeret, får du hjertebanken.

Hjertekohærens, som illustreres på den nederste skala på ovenstående billede, skaber balance mellem det sympatiske nervesystem (kamp-flugt eller den indre speeder) og det para-sympatiske nervesystem (beroligende/indre bremse). Jo længere tid der er mellem hvert pulsslag jo bedre fungerer hjertet, respirationen, nervesystemet og hormonsystemet.

Hjertekohærens stabiliserer dit nervesystem, og rent følelsesmæssigt og mentalt vil du opleve, hvordan du får mere balance mellem dine tanker, følelser og handlinger. Et kohærent hjerte hviler i dets naturlige rytme og svingning, det skaber et stærkt harmonisk energifelt i og omkring kroppen. Det betyder, at du er i indre harmoni, hvilket giver energi, tro på dig selv, kreativitet og tillid til at du kan få tingene til at ske.

Når vi bevidst fremkalder følelser af håb, glæde og taknemmelighed med vejrtrækning og visualisering, viser biofeedback systemet, at der sker en synkronisering af hjerte og hjerne, hvilket har en healende effekt på kroppen, og på de mennesker vi har forbindelse med. Det stabiliserer nerve- og hormonsystem, så hjerne og krop producerer flere lykkehormoner og kommer i balance.

Du har altså selv indflydelse på din sindsstemning, og du kan starte med at reflektere over glæde

Refleksion på glæde
Hvad i mit liv giver mig glæde? I hvilke situationer føler jeg en særlig intens indre glæde? Hvad skal jeg gøre mere af for at give glæden større spillerum? Hvordan kan jeg medvirke til mere glæde og tilfredshed på livsområder og opgaver, som er en del af mit liv, men som ikke naturligt giver en følelse af tilfredshed og glæde? Hvordan kan jeg medvirke til at andre bliver glade?

Undersøgelser viser, at bare 10 minutters hjertekohærens, genereret ved fokus på åndedrættet og positive følelser, kan øge udskillelsen af glædeshormonet oxytocin (også kaldet kærlighedshormonet), der indirekte hæmmer stresshormonet cortisol. Oxytocin udskilles også i store mængder, når et barn ligger ved brystet og ammer.

Oxytocin har flere positive effekter, som gavner både den enkelte, arbejdspladsen, familien og andre fællesskaber: For eksempel dæmpes bekymring, vrede og aggressivitet mens glæde, performance, læring af nye arbejdsgange og kreativitet fremmes. Man føler hengivenhed og føler sig forbundet med andre. Dermed opnås også social kohærens, der kan beskrives som en oplevelse af, at mennesker svinger på samme frekvens.

Jeg har erfaring med, at grupper som familier og samarbejdsteams sammen og hver for sig kan skabe samklang og indre fred med meditation og øvelser, der fremkalder hjertekohærens. Der sker en form for ordløs healing, som øger tolerance og gør det lettere at finde sammen om det fælles.

Et hjerte i harmoni og synkront med hjernen har indflydelse på både den relationelle og den mentale intelligens. Kærligheden i hjertet kan råde i valg og konflikter, og du bliver mere tryg og afslappet i at være dig. Det betyder, mindre følelse af, at livet er en kamp der skal udkæmpes, og en opgave der skal løses. Du får mere lethed i at være dit autentiske selv.

Nedenstående er en meditation til nærvær, og i øvrigt en god øvelse før du skal til et møde, være kreativ eller have en samtale, hvor du vil sikre dig en god dialog.

Meditation: En enkel form for nærvær og hjertekohærens
1. Læg din højre hånd på hjerteområdet og tag et par dybe ind- og udåndinger. Lad derefter begge hænder hvile afspændt i skødet mens du forestiller dig, at du trækker vejret ind i hjerteområdet. Efter nogle minutter giver du slip på

opmærksomheden på åndedrættet og sidder i stilhed i 5 – 10 minutter mens hjerte og hjerne kommer ned i gear og synkroniseres. Der skal ikke ske noget, bare være

(Du kan sætte et stopur som stopper af sig selv til, mens du mediterer, så du ikke behøver bruge energi på at tænke over tiden, indtil du får en god tidsfornemmelse.)

2. Du kan udvide øvelsen:

Tænk på en person, et kæledyr eller situation som vækker glæde og taknemmelighed, en person der viser dig kærlighed og accept af dig som du er, eller en situation der giver dig glæde at tænke på. Mærk følelsen og tillad et smil at brede sig indefra og ud så det bliver et smil på munden. Smilet har en positiv fysiologisk effekt på din sindstilstand.

Evt.: Denne øvelse kan du også give til lidt større børn og unge. Med eller uden udvidelsen vil den hjælpe til at mærke positive følelser og nærvær.

Følelser smitter og overføres uden ord (Parforholdsforskning i Psykologinyt nr. 16 2011). Positive følelser som taknemmelighed, kærlighed og medfølelse udtrykkes i vores væsen, så andre kan mærke det, uden at vi siger det konkret, og vi kan selv mærke, at det øger vores tolerance. Kærlige følelser indeholder det lys, der opløser barrierer mellem mennesker. Barrierer der er skabt af overlevelsesstrategier og prægninger fra fortiden.

Meditation, med fokus på kærlighed og taknemmelighed, er en af de bedste metoder til at skabe hjertekohærens. Hjertet og hjernen synkroniseres med hinanden, med organer og med nervesystemet. Der opstår indre harmoni fysisk og psykisk sundhed. Når livet går os imod, er det særligt vigtigt at meditere på tanker og billeder, som vækker taknemmelighed og kærlighed. Det øger energi og tillid til, at vi kan overkomme modgang og tro på os selv.

Kærlig venlighed

Vi kan kultivere en bevidst kærlig og venlig grundindstilling i relation til os selv og hinanden.

En formel og uformel meditationspraksis, der benyttes i den europæiske mindfulness og i buddhisme, er Metta, som oversættes til kærlig-venligheds meditation. Metta kan ses som en ældgammel visdomsudgave af hjertekohærens.

Metta er en kombination af kærlighed og visdom, som stopper vores automatiserede tendens til at generalisere og dømme mennesker gennem vores eget verdensbillede.

Metta meditation har en ganske særlig status i buddhismen, der siges at være en overlevering fra Buddha selv og givet videre i en mundtlig tradition. I overleveringerne står der, at et menneske opfyldt af Metta ikke kan skades af hverken hårde ord, sværd eller pile.

Kærlig-venlighed er givet til at udvikle positive mentale vaner og venlighed. I buddhismen findes en talemåde som siger: *"Had kan ikke sameksistere med kærlig-venlighed, og meditation over kærlig-venlighed virker selvforstærkende på godhed".*

Hvis man er opfyldt af Metta, vil man møde alle med den samme grundfølelse af accept og opmærksomhed. Man bevarer ro og giver plads med et smil, når nogen skubber for at komme først ind i bussen, på cykelstien og motorvejen, når partneren er uforstående og chefen ikke lytter eller virker uvenlig. Essensen er, at man holder opmærksomheden på sig selv, og ikke på det man synes andre burde gøre anderledes.

Nogle som træner denne praksis, fortæller, at det er som om chefen eller partneren ændrer sig. Det, der i virkeligheden ændrer sig, er måden man forholder sig til det andet menneske, og til det der sker i relationen.

Har du en indre perfektionist, en kritiker eller indpisker, tvivler du ofte på dig selv eller har du tendens til at bekymre dig så prøv at favne det hele med kærlighed og accept af, at det indeholder du også, men det er ikke hele dig. Når du favner det hele uden at dømme det, bliver dit udtryk over for dig selv og over for dem, der aktiverer perfektionisten eller tvivlen, mere mildt og blødt. Det opløser indre uro og styrker overskud.

Kvaliteten af venlighed udtrykkes som varme, der omfatter os selv og styrker vores selvbillede, og derfra rækker vi ud og omfavner andre. Når vi praktiserer kærlig venlighed, modnes kvaliteterne medfølelse, empati og godhed. Nedenstående citat af K. E. Løgstrup siger tydeligt, hvor stor betydning det har for os mennesker, når vi udviser eller glemmer at udvise varme og venlighed:

"Den enkelte har aldrig med et andet menneske at gøre, uden at han eller hun holder noget af dets liv i sine hænder. Det kan være en lidt forbigående stemning man får til at visne eller som man vækker. Men det kan også være så forfærdende meget, så det simpelthen står til den enkelte om den anden lykkes eller ej".

Kærlig venligheds praksis, hjælper os til at tænke klart, og derved føle mere positivitet, accept, kærlighed, og tålmodighed med os selv. Dermed opnår vi færdigheden at kunne tilbyde det samme til vor omverden. Det er en praksis, som danner grobund for åben kommunikation under hensyn til sig selv og den anden.

Kærlig-venlighed er en aktiv hjertemeditation, og bør ikke kun ses som en praksis du udøver hjemme i et meditationsrum eller ved særlige lejligheder fjernt fra hverdagen. Tag den gode stemning og de positive intentioner med hjem, med på arbejdet og på indkøbsturen og med i dine relationer.

Anvendelse af denne praksis i hverdagen er et spørgsmål om at beslutte sig til at være åben over for sig selv, og alle man forholder sig til, også (især) når tingene ikke går den vej, man ønsker.

Vi kan holde af os selv og mærke en følelse af at være OK. Vi kan være nærværende og konkrete i vores måde at sige til og fra over for det, der går imod vores moral og etik, og vi kan kontakte andre med en saglig attitude, uden at være nedgørende, når det er nødvendigt at udtrykke kritik eller afvisning af en ven, partner og kollega eller chef. Det er ikke hugget i granit, at den fremgangsmåde sikrer det udfald, man ønsker, men man kan gøre sit bedste, afvente med tålmodighed, og derefter prioritere næste skridt.

Visualisering, meditation og tanker om kærlighed og taknemmelighed hjælper dig til at vække positive følelser. Når de positive følelser opstår, så lad følelsen fylde som det primære fokus. Lad følelsen brede sig, og hvis den svækkes, kan du bringe den tilbage ved at gentage metoden.

I starten kræver det vilje og bevidst intention at kultivere følelser af kærlig venlighed, efterhånden længes sindet efter den ro og glæde, der udspringer af at udøve denne praksis, og man kan give den videre til andre, ved at ønske at det overskud, den glæde og den kærlighed man føler må berige andre.

Meditation: Et eksempel på kærlig-venligheds meditation

Start meditationen med at holde fokus på dit åndedræt i nogle minutter. Afspænd krop og sind og skab indre stilhed.
Når du har fokuseret på dit åndedræt i et par minutter, flytter du dit kærlige fokus til dit hjerte og området omkring dit hjerte. Mærk hjertets puls og forestil dig at du trækker vejret ind gennem dit bryst. Bliv i fokuseret opmærksomhed omkring dit hjerte, og hvad du føler og oplever ved at være intens opmærksom på følelsen af kærlighed og taknemmelighed. Mærk følelsen i kroppen, og lad den brede sig ud som et smil på læben. Bliv i dette, så længe du har lyst.
Send nu gode ønsker om kærlighed og venlighed til en person du holder af. Tænk på personen og prøv om du kan se personen for dig. Sig personens navn inden i dig selv med en dyb følelse af kærlighed:
Jeg ønsker at du må være glad og lykkelig

Jeg ønsker at du må være sund og rask

Jeg ønsker at du må være tryg og beskyttet

Jeg ønsker at du må føle dig fri og i kontakt med din sande natur

Jeg ønsker for dig, at du må føle dig elsket som den du er

Sid et øjeblik, mens følelsen fylder alt det, du kan rumme og tag den med dig

tilbage til her og nu. Mærk hvordan følelsen påvirker dig.

Du kan afslutte med at ønske dette fra hele dit hjerte – til dig selv.

Lad mig være følelsesmæssig fri – (Fri for negativ følelsesmæssig binding).

Lad mig være i indre fred og harmoni.

Lad mig være lykkelig

Lad mig være tryg og beskyttet mod indre og ydre fortræd

Lad mig vågne op til min sande natur

Lyt også til meditationen på www.krestinehartmann.dk

Metta er også vejen til, at vi kan og vil opnå et realistisk selvbillede med et "k"ærligt lys på vore skyggesider. Herfra udvikler vi vor bevidsthed,- og specifikt vor selvbevidsthed, væk fra vores forsvar og vaner. I denne kontekst anvendes Metta som en effektiv metode, til at højne følelsesmæssig, realistisk og bevidst anerkendelse af os selv og andre.

Også når du føler dig følelsesmæssigt sårbar, støtter Metta dig i at afbalancere dine følelser og styrke din tillid til dig selv. Via praktisering af Metta, fjerner vi os fra fejlfinding ved os selv med anklager selvbebrejdelser, og negativ bedømmelse af sig selv. Skønheden i dette er, at ved bevidst at opløse negativitet omkring os selv, opløses den som dug for solen, også over for vore medmennesker.

6. Samhørighed og kommunikation på arbejdspladsen

Vi er lysets krigere. Med kærlighed og vilje vil vi ændre vores egen, og mange andre menneskers skæbne. Valkyrierne

Når vi er pressede, mister vi kontakten til glæden i vores arbejde. Vi kommer til at have for meget fokus i det ydre, og det er vejen til stress og udbrændthed. Arbejdet bliver et spørgsmål om vilje i stedet for en hjertesag, og vejen tilbage til hjertet er opmærksomhed på det, der virker, og det, der giver glæde. Også selvom man nogle gange skal lede længe og sende lys ud i mørke kroge.

Anerkendelse og positiv psykologi er en vinkel, som nogle arbejdspladser bruger for at holde fokus på det, der styrker medarbejdere og virksomhed. Meningen med dette er at se en anden tilgang til problemløsning og få nye perspektiver på hvad der fører til vækst, udvikling og trivsel. Positiv psykologi er en fænomenologisk videnskab om, at vi performer bedre, når vi har positive følelser og tanker om os selv og det vi gør, til forskel fra den mere problemorienterede tilgang. Den problemorienterede tilgang har tendens til at vække utilfredshed, usikkerhed og tvivl på ens kunnen og muligheder. Problemorientering er fokuseret på at hele det der er itu hvor den positive vinkel er at skabe noget nyt ud fra det der ser ud til at virke.

På et tidspunkt holdt jeg et forløb for et samarbejdsteam, der udtrykte et ønske om at bruge denne proces til at styrke kærlighed og samhørighed i teamet, og i deres arbejde som formidlere. Deres antagelse var, at de kunne komme længere med kærlighed og medmenneskelighed, når de mødte udfordringer i deres arbejde med mennesker. De ønskede at arbejde professionelt, med et anerkendende menneskesyn, der virkede for dem selv, men ikke altid havde gode vilkår i en travl hverdag, hvor følelser og overbevisninger let kom på autopilot.

Det førte os ud på en givende rejse sammen, hvor de fik erfaring med, at nærvær styrker dem i, at det positive kommer indefra og ud. Med fokus på at holde hjertet åbent mindskedes både deres egen og andres modstand.

Medmenneskelighed og anerkendelse

Oplevelse af samklang og resonans er en aktiv styrke, der nedbryder barrierer som adskiller os, for at vi kan forenes i det paradoks, at jo mere opmærksomhed og kærlighed vi giver, jo mere bliver der af den.

E. Fromm skriver i Kunsten at elske: *Når jeg giver noget bort, oplever jeg min styrke, min rigdom og min magt. Denne oplevelse af forhøjet vitalitet og styrke fylder mig med glæde. Jeg oplever mig, som en der har overskud at give af.*

Følelser hjælper os til at værdsætte andre og verden omkring os. Når vi arbejder med hjertets energi som i heartfulness og dagligt er bevidst om at kultivere positive følelser og taknemmelighed, styrkes også evnen til medfølelse.

Det kræver styrke at have medfølelse, og det er en særlig stærk respons at bruge, når vi møder modstand og afvisning fra andre, og når vi skuffes over andres handlinger.

Medfølelse og opmærksomhed giver andre mennesker overskud, og vækker håb om at blive set og taget imod som den man er. Når vi møder modstand og finder medfølelse frem, vil vi ofte erfare, at modstanden mindskes, og det er generelt lettere at skabe dialog.

Det kan tage tid og kræve tålmodighed, når modstanden hos én selv eller den anden er blevet en automatisk reaktion. Samtaler, hvor man selv er åben og lyttende til den andens perspektiv, kan åbne for kommunikationslinjen.

Med nærværende opmærksomhed, som omtalt i kapitel 2, kan vi lytte efter den andens intention og være åbne, ikke bare for det de siger men også for det dybere budskab. Det giver en forståelse for, hvad personen virkelig kommunikerer, og det giver en oplevelse af at blive set.

Denne måde at tænke og være i verden på læner sig op ad filosofien om anerkendelse.

Anerkendelse som metode handler om at "se" den anden på en bestemt måde. Nemlig som en person med egne oplevelser, følelser, tanker, holdninger, intentioner og rettigheder. Som denne person kan jeg dele mine egne tanker og følelser i mødet med den anden. Grundværdien er ligeværd, og den andens ret til at være sig selv.

Man kan bedst se og anerkende andre, når man kan anerkende sig selv. Positive tanker om os selv har stor indflydelse på vores selvbillede, livskvalitet og på kvaliteten af vores arbejdsliv.

Anerkendelse af sig selv betyder at tro på sig selv og være i indre balance. Anerkendelse skaber meningsfulde relationer gennem at søge efter det, man kan være fælles om og se mening og værdi i dette. Man behøver altså ikke at holde af hinanden som personer, de positive følelser kan opstå ud af at løse en fælles opgave i tilfredsstillende og skabe resultater sammen. Positive følelser der er selvforstærkende og har en afsmittende effekt, som vækker håb for fremtiden og tillid til, at vi kan gentage succeserne.

<table>
<tr><td>Filosofier bag anerkendelse</td></tr>
<tr><td>Filosofferne Hegel og Honneth om anerkendelse:
Filosoffen Hegels anerkendelsesfilosofi lægger an til et idealistisk og medmenneskeligt budskab om at vi holder hinandens liv i vores hænder. Det henviser til, at anerkendelse må være til stede i ethvert mellemmenneskeligt forhold.
Også på en arbejdsplads, hvor ønsket er trivsel, selvværd, læring og udvikling. Hegel henviser til, at anerkendelse har en eksistentiel betydning som en</td></tr>
</table>

forudsætning for, at vi hver især kan stå solidt på vores fødder med robusthed og fornemmelse for, hvem man er.

Sociolog og filosof Axel Honneth filosofi om anerkendelse kan udtrykkes således: *Jeg udvikler forholdet til mig selv ved at blive set af andre. Jeg forstår mig selv i kraft af den respons jeg får fra andre. Jeg bliver synlig for mig selv og kan erkende mig selv, når jeg bliver anerkendt.*

Vi kan ikke trives på en arbejdsplads eller i en familie uden at føle os set og anerkendt, som de mennesker vi er.

Hvis ikke man bliver set, så bliver man ifølge Honneth usynlig: "At nægte personer anerkendelse for deres evner og betydning i fællesskabet, beskadiger følelsen af at have social betydning inden for et konkret fællesskab". Selvværd er at kunne holde af sig selv på trods af gamle sår og skrøbeligheder. Værdien bliver at *Jeg er ok* og *Du er ok*.

Både i familien og på arbejdspladsen bliver mennesker en del af fællesskabet, når de bliver set og hørt. Med anerkendelse udvider vi forståelsen for hinanden og for andres logik bag deres handlinger ved at stille udforskende spørgsmål for at forstå den andens perspektiv.

En anerkendende indstilling i arbejdsfællesskabet giver mod til at reflektere på sin praksis i et kollegialt forum og lyst til at støtte kollegaerne, medvirker til trivsel og succes med arbejdsopgaverne. Man tror mere på sig selv og motiveres til at løse vanskelige situationer frem for at bakke ud, give op eller sende problemer videre.

Lederen er rollemodel, og anerkendelse kan virke stressforebyggende ved aktivt at vise medarbejderen, at "jeg ser dig", og "jeg ser dit arbejde/dit bidrag". Ledere kan understøtte og styrke medarbejderes bidrag ved for eksempel at spørge ind til, hvad de er særligt glade for at have bidraget med, og hvor de ser deres kompetencer bliver brugt på den bedste måde for arbejdspladsen.

På arbejdspladser er arbejdsglæde og autenticitet væsentligt for kvaliteten af arbejdsopgaverne. Ledelse og ansatte kan i fællesskab skabe et klima, hvor det er i orden at stå ved sig selv som menneske og sin egen uformåenhed og være søgende efter at gøre tingene bedre. Autenticitet og personlig autoritet handler ikke om at være ovenpå og have succes i sit job. At være autentisk er også at stå ved sig selv, når det er svært, og man ikke lever op til sine egne idealer.

Nærvær bringer omhu i tanke og tale

Vi forbinder os med andre gennem sproget, med følelsen af at man kan give udtryk for noget, og at det bliver modtaget af nogen.

Tanker og ord er selvforstærkende. I samarbejdsrelationer indgår vi i mange kommunikationsformer. Med en socialkonstruktivistisk vinkel er kommunikation noget der sker mellem mennesker, og med vores kommunikation påvirker vi hinanden, og den situation vi er en del af; langt mere end vi måske tænker over, lige idet vi taler.

Ord kan bruges som sværd til at adskille og skabe lejre mellem "os og dem". Og de kan bruges til at bygge bro mellem tilsyneladende forskelligheder.

Når vi er opmærksomt til stede, kan vi nå at overveje, hvad vi vil, med det vi siger, og hvad vi bidrager med til dialogen og fællesskabet. I stedet for at udtale sig overfladisk og ureflekteret fra autopiloten eller med den hensigt at få ret, kan vi tage ansvar for vores udtryk. Vi kan overveje, hvad vi skaber, og hvad vi ønsker at skabe.

Spørgsmål til refleksion
Du kan spørge dig selv: Hvad vil jeg være med til at skabe (stemning, samarbejde), hvis jeg siger det, jeg umiddelbart tænker nu? Hvilke forskellige veje kan jeg bevæge mig ad i denne vanskelige situation? På hvilken måde kan jeg medvirke til at vi i fællesskab kan omforme denne besværlige situation, så den fører til noget godt for alle parter?

Man kan være imødekommende og lytte til andres anskuelser uden at give køb på, hvem man er, og hvad man står for.

Med nærvær kan vi bedre være anerkendende i vores væsen. Så er anerkendelse ikke kun en viden men også en væren.

Nærvær og autenticitet hænger tæt sammen. Ægte nærvær kommer ud af at være autentisk, altså at være i kontakt med hvem man er. Hvis man dækker sig bag sin rolle, er man ikke nærværende og heller ikke autentisk. Roller skaber afstand og vækker mistillid. Skjuler du dele af dig selv bag en rolle, skaber du barrierer for kommunikation, begge dele kan opløses med personlig refleksion og ærlighed, sammen med anerkendelse af dig selv som den du er.

Eksempel: Jeg har været mellemleder på en daginstitution, hvor jeg fik stress. I bakspejlet kan jeg se, at jeg fik stress, da jeg i travlhed og udfordrende relationer kom i alarmberedskab og var ude af mig selv, gamle mønstre fra min opdragelse fik overtaget. Mit mønster var at søge andres bekræftelse, og jeg var styret af en pligtfølelse, hvis stemme fra fortiden meget konsekvent holdt mig fast i, at man for enhver pris bør gøre, hvad man bliver bedt om. (I dette tilfælde af den pædagogiske konsulent).
Nogle høje målkrav, der ændrede på de daglige rutiner, aktiverede stærke reaktioner, og jeg hoppede i, hvad en god ven kaldte "lederfælden for begyndere". Jeg forsøgte (forgæves) at stille alle tilfreds, det vil sige både mig selv, personalegruppen og den pædagogiske konsulent, og når det ikke lykkedes, så jeg det som et problem, som jeg mente, at jeg burde fikse i min rolle som leder.
Det medførte nogle reaktioner både *fra* mig og *til* mig, fordi jeg blev nærtagende og kontrollerende, når det ikke lykkedes.
Jeg kunne vælge, at ignorere hvad andre mente og tromle mine krav igennem.
Jeg kunne vælge at blive ærgerlig og irriteret over modstand og protester, og jeg kunne vælge at lytte og se, hvilken læring det kunne give mig, samt hvordan og om vi kunne komme videre sammen.

En stor del af vores stress, utilfredshed og problemer opstår ud af mindre hensigtsmæssig kommunikation med hinanden.

Når vi er ude af balance, reagerer vi ofte ved bare at buse ud med de umiddelbare tanker og følelser, vi har i øjeblikket. Vi når ikke at lade den tænkende del af hjernen komme på banen, før ordene er faldet.

Eller omvendt vi sluger ordene og holder os tilbage fra at handle, så vi bagefter bliver irritable og indebrændte over, at vi "bare lod det ske". Hvis dem, vi kommunikerer med, gør det samme, bliver vi kastet rundt i et virvar af tanker og følelser og reaktioner, som man skal rette op på bagefter, eller som ligger og spærrer for ro og positive følelser.

Indføling og evne til at mærke os selv og aflæse andre begrænses, når vi er frustrerede, anspændte og stressede eller meget ambitiøse, så vi overhører egne og andres signaler. Kombinationen af at mærke og anerkende vores egne følelser og derpå overveje andres følelser og ønsker, kan hjælpe os til at blive venligere mod os selv og andre.

Når vi føler os under pres, får den kritiske og selvkritisk indre kommentator magt. Den virker handlingslammende og begrænsende på selvværd og kreativitet. Vi kommer ubevidst til at stivne i de tillærte tanke- og handlemønstre, og hænger fast i rollemønstre som engang virkede rigtige men ikke tjener os godt mere.

I nogle situationer kan det være hensigtsmæssigt at sætte ord på de følelser og fornemmelser, man får under en svær samtale eller et møde, der udvikler sig uventet, og hvor der måske falder skarpe ord. Når vi gør det bevidst og uden at dømme eller bebrejde, kan det hjælpe andre til at mærke, hvad de føler. Det giver en pause til at stoppe op bringe samtalen tilbage på sporet og mere nærvær og tryghed mellem parterne. Der gives mulighed for at udtrykke sin oplevelse, uden at det hele vælter.

Vi sætter os selv og andre fri, og får mod til at vise sider af os selv, som vi ellers skjuler, fordi vi bedømmer dem som værende forkerte og frygter andres dom.

Vi bliver mere trygge ved at sætte ord på det, der gør os urolige eller usikre, og når vi ikke lever op til vores egne idealer. At sætte ord på det svære, giver frihed og styrke til at være sig selv og til at forbedre det, man ikke er tilfreds med. Vi bliver mere nærværende og åbne om os selv, og for det som er.

Vi kan reflektere over, hvordan vi kommunikerer forskelligt med mennesker og tage vores egen del af ansvaret for at skabe en god kommunikation. Der er situationer, hvor vi hellere må indgå i dialog med mennesker, vi ikke forstår så godt, eller vi føler, at vi har en dårlig kemi med, frem for at lade stå til eller lægge ansvaret over på "de andre".

Med venlighedsmeditation kan du vække positive følelser for en person du ikke kommunikerer så godt med. Kontakten med hjertet har også den effekt at vi selv bliver mere venlige og blide i vores udtryk. Det giver dig de bedste forudsætninger for at træffe valg, der er livgivende for alle involverede. Din kommunikation bliver åben, ærlig og entydig.

Øvelse: Åben og venlig kommunikation

Luk dine øjne og tag et par dybe ind- og udåndinger. Prøv, om du kan mærke dit hjerte banke, eller forestil dig, at du kan mærke det, det er godt nok, da forestillingsevnen påvirker vores krop og sind.

Forestil dig nu, at foran dig står en person, som du ikke kommunikerer så godt med. Se for dig, at du spørger, hvad han eller hun har brug for fra dig, og se at personen svarer. Du kan spørge personen, hvad problemet er, og hvad du præcis kan gøre i situationen. Vær stille et øjeblik, og lyt til svaret som kan komme i form at ord, billeder, kropsfornemmelser eller som en indre viden.

Du kan hjælpe dig selv og andre ved at:

- ❖ Skabe en stabil og kærlig relation til dig selv, slippe en selvkritisk kommentator. Den handlingslammer og man kan ikke være kreativ
- ❖ Være klar og tydelig som fagperson og som menneske
- ❖ Heale de indre dramaer der gør det svært at tage imod kritik og rumme modstand eller stille krav og sætte grænser samtidig med at du bevarer kontakten med dig selv
- ❖ Stole på din intuition og møde mennesker på hjerteplan

Dit indre kamp-flugt system kan opleve andres modstand og kritik som en personlig trussel, du skal forsvare dig over for. Jævnlig åndedrætsmeditation forsinker den reaktive del af hjernen (reptilhjernen) og giver den tænkende hjerne tid til at anvise dig andre måder at forholde dig på.

Dialog og samklang

Ofte hænger fysiske, mentale og relationelle stressfaktorer sammen og bider sig selv i halen. Jeg anser en indstilling af nærvær og anerkendelse med venlighed som en del af et grundlag for trivsel på arbejdspladsen. Det skaber sundhed, arbejdsglæde og kreativitet i opgaveløsning.

Det kan være en stor hjælp for samarbejde og trivsel at investere energi i at frembringe en generelt positiv og anerkendende indstilling til både sig selv og andre. Det skaber positive ringe i vandet og et godt arbejdsklima,

På det følelsesmæssige plan rummer dit hjerte evnen til at holde af og blive holdt af. I professionelle relationer kan vi tale om at skabe ligeværd med mod til at være åben, positiv og ærlig omkring sig selv. Det skaber gode personlige og kollegiale relationer.

Når du åbner dit hjerte for en anden, er du villig til at kommunikere og lytte fra et dybere sted i dig. Din attitude, dit tonefald og dine ord ændrer sig, når du løfter dig selv og den anden på hjerteniveau. Og du styrker din jordforbindelse og dit nærvær, hvilket er godt for dig og dit udgangspunkt for en god dialog.

Du kan gøre det samme med en gruppe evt. før et vanskeligt møde, med din kollega og din partner eller dine børn. De er alle villige til at vise sig for dig fra deres større Selv, når du åbner sindet og hjertet. Nogle gange tager det tid, så hav tålmodighed med dig selv og med dem, du ønsker at forbedre forholdet til.

Det er lettere end vi tror, at påvirke det kollektive tankefelt positivt.

Her er nogle forslag til øvelser, du kan bruge til at skabe harmoni i dig før og under et møde, hvor vanskeligt konfliktstof skal bearbejdes, og til at bringe dig i resonans med mødedeltagere, som måske er lidt nervøse eller usikre på det, der skal ske. Især hvis du selv er lidt usikker, og hvis du har forhåndsforventninger eller bekymringer om, hvordan dit budskab vil blive modtaget, kan dette være en hjælp.

Nedenstående kan virke som en støtte for dig til at respondere anerkendende og respektfuldt, når der bliver sagt eller gjort noget, som kan provokere eller vække uro i såvel gruppen som i dig selv og til at opfange vigtige signaler fra deltagerne.

Øvelse: Bring dig i samklang med en gruppe eller en person

Inden du går ind til et møde kan du gå lidt væk for dig selv og gøre følgende:
Læg den ene hånd på hjertet og den anden på panden. Træk vejret dybt nogle gange, mærk at du er levende og energifyldt, fald ind i dig selv og blot vær til stede et øjeblik, til en indre fred breder sig i hele dit væsen. På ganske få øjeblikke får du overskud til at tale direkte til andres hjerter. At gøre dette vækker den kraft, der åbner for, at alting er nyt i dette nu.

Næste øvelse er en hjælp til at aflæse en gruppe, du ønsker at blive klogere på:

Forberedelse til formidling/kommunikation

Når du skal til jobsamtale eller formidle et budskab: Se gruppen eller personen for dit indre øje. Forestil dig, at du bringer dig i harmoni med gruppen. Det kan du gøre ved at bruge ovenstående øvelse. Hvis det virker rigtigt for dig, kan du forstille dig, at der stråler hvidt lys fra dit hjerte ud mod den eller de personer, det handler om.

Visualiser at du kommunikerer dit budskab med begejstring, Lad det lyse ud af dig, hvem du er med din naturlige ekspertise, dine fejl og mangler. Skjul ikke noget af dig selv. Brug gerne sansemæssige beskrivelser og billeder i din kommunikation.

Når du er leder eller organisator, underviser mm, der skal have en gruppe til at fungere sammen:

Der kan være brug for finde sin indføling og forståelse for gruppens oplevelse. Måske er der behov for, at alle udtrykker deres mening og føler sig hørt. Med den forudgående stemnings- og energiskabende øvelse er du i harmoni med dig selv, og du kan indstille dig på at være åben og lydhør. Det forbygger, at du selv går i forsvar eller vækker andres kamp-flugt mekanismer. Sæt en ramme for, hvordan det kan foregå, så konflikter ikke bliver undertrykt eller modsat udtrykkes som mudderkastning og ureflekteret kritik.

Social kohærens

Mennesker, der befinder sig inden for hjertets radius, kan påvirke andre
menneskers hjerte og hjerne. Forsøg har vist, at mennesker i harmoni, kan
bringe andre mennesker i harmoni, idet deres kohærente (harmoniske)
bølgemønstre påvirker den andens ubalance og dennes hjertebølgesvingninger
ændres fra inkohærente til kohærente. Deres hjerters felter rører hinanden og
harmonien genoprettes, men også hjernen påvirkes, idet de kohærente
hjertebølgesvingninger forplanter sig til hjernen og ændrer dennes mentale
sindstilstand.

Man kan derfor tale om socialkohærens (eller limbisk resonans), hvor
menneskers energifelter overlapper hinanden og forsøger at skabe fælles
kohærens, der svarer til gruppeharmoni. Vi mærker det f.eks. når vi sammen
opnår gode resultater på idrætspladsen og på arbejdspladsen, når vi synger og
leger, og når vi er til stede i nuet på en måde, så vi glemmer tid og sted. Vi er i
flow.

Vi kan heale en relation, der er svækket eller udfordret. Vi kan heale os selv og
hinanden. Det samler energien og fokus om det, der er vigtigt nu, og det styrker
relationer, der har brug for at arbejde sammen både i det private liv og på
arbejde.

Vi skal jo huske, at når vi har et problem med en person, ejer vi selv halvdelen af
problemet og dermed også ansvaret for at hele det. Det giver fred sammen med
en særligt tilfredsstillende følelse, når man har handlet fra sit større selv og sin
indre visdom om samhørighed.

Her er en måde at heale en relation og samtidig styrke din indlevelse og
tolerance.

Øvelse: Kommunikation og samarbejde

Tænk på en person du ønsker at forstå bedre eller få en bedre relation med. Sæt dig godt til rette, luk øjnene og tage nogle dybe ind- og udåndinger. Se personen for dig og spørg dig selv: Hvilke egenskaber værdsætter jeg hos denne person

Hvilke egenskaber værdsætter andre ved denne person?

Hvad kunne jeg lære af denne person?

Hvilke ord har denne person brug for at høre fra mig?

Hvad er denne persons forhold til mig?

Hvordan kan jeg forholde mig konstruktivt til dennes kritik?

Noter de indre svar og indskydelser, som kommer umiddelbart i forbindelse med spørgsmålet. Skriv dem eventuelt ned, og når du læser, hvad du har skrevet, læg mærke til, om du har ændret indtryk af personen.

Fra *Intuitionshåndbog for innovative ledere*

At være stille sammen kan skabe fornemmelse af samhørighed med andre, trods vores egen oplevelse af forskellighed, mærker vi, at vi hænger mere sammen end vi tror, når vi tør give os hen til nuet og stilheden.

Teams, der mediterer sammen for eksempel 10 minutter i begyndelsen af et møde eller ved dagens begyndelse, giver udtryk for, at det har styrket følelsen af samhørighed, nærvær og fokus på det som er væsentligt lige nu. En kort fælles meditation får den enkelte til at lande i sig selv og med andre og man er mere bevidst til stede både i nuet og i løbet af dagen. Jeg har undervist lederteams i at bruge mindfulness til at reducere den enkeltes stressniveau og styrke samhørighed. Nogle af disse har valgt at bruge meditation i begyndelsen af deres møder.

Man kan også vælge at meditere på at opnå hjertekohærens og på den måde overføre kærlig energi. Signalstoffet oxytocin, der tidligere er nævnt i forbindelse med meditation på kærlige følelser, kaldes også "forbundethedshormonet". Det understøtter, at når mennesker mediterer sammen, øges også følelsen af samhørighed.

Teams, der har arbejdet med energi på den måde, beskriver, hvordan det har en positiv betydning for kommunikationen og samarbejdet.

Eksempel: Under et forløb oplevede jeg, at en deltager fortalte om sin oplevelse af en situation, der var under debat i teamet. Hun gentog den et par gange, men hendes oplevelse var ikke helt i tråd med de andres, og hun blev overhørt. I teamet var hun vant til, at der ofte ikke blev lyttet til hende, men denne gang holdt hun fast, og det udviklede sig helt udramatisk til, at hendes oplevelse blev hørt og anerkendt i gruppen. Ved en efterfølgende coaching fortalte hun, at hun havde fået mere mod og gennemslagskraft, samt at hun oplevede, at gruppen generelt var blevet mere lydhør, og at de lettere genfandt en god ånd i samarbejdet, også hvis de havde skarpe ordvekslinger.

Hjertekohærens øger indlevelse og empati for kollegaer og andre, og der opstår en følelse af samhørighed og accept, som man kan trække på i samarbejdet. Man kan bedre komme ud af en uheldig rolle og give slip på overbevisninger om, at man må beskytte sig selv, hvilket gør, at man bliver mere åben for at erkende og løse såvel faglige som personlige konflikter i gruppen.

Det har især stor betydning for kvaliteten af samspil, og det at turde være sig selv og sårbar i det kollegiale felt, når arbejdet handler om mennesker. Et samspil hvori der kan opstå flow, med fokus mere på opgaven, end på den daglige trummerum og indbyrdes roller.

Det kræver dog, at man vedligeholder sin hjertekohærens med jævnlig åndedrætsmeditation og opmærksomhed på positive følelser.

Flow

Flow refererer i psykologien til en oplevelse af at bevidsthed, selv og omverden smelter sammen. Flow knyttes sammen med positiv psykologi og Maslows pyramide i forhold til selvrealisering.

Flowteorien er fænomenologisk videnskab udviklet af Mihaly Csikszentmihalyi. Flowtilstanden opstår af fuldt nærvær og er kendetegnet ved dyb koncentration, selvforglemmelse og positivt engagement i verden uden for en selv. På arbejde kan det handle om at engagere sig i aktivitet og samarbejde med ligesindede. Ifølge teorien er det mere jagten efter livets goder end selve forbruget, der gør livet værd at leve. Det afgørende er, at man mister fornemmelsen for tid og sted, og man glemmer sig selv. Tilstanden er ofte af kortere varighed men kan forlænges i en periode, indtil noget andet fanger opmærksomheden, og andre opgaver skal løses.

Jeg har personligt oplevet flow, når jeg har været ude og løbe eller stå på ski. Det føles som at svæve i en tilstand af lykke, der breder sig ud krop og sind. Det er selve skiløbet og glæden ved at mestre skiene, der giver følelsen af selvforglemmelse og intenst nærvær. Alt andet forsvinder ud i baggrunden til fordel for at bruge kroppen og mærke sneen under skiene. Også i samarbejde med kollegaer, hvor vi er kreative sammen omkring at tilrettelægge og udføre en opgave, kan vi opleve flow, som vi beskriver som en særlig tilstand af meningsfuld udveksling, der bringer os op i et højere luftlag.

Når der er flow i et arbejdsfællesskab, opstår en følelse af samhørighed og glæde, der løfter mennesker ud af rammetænkning og ud over sympatier og antipatier. Man glemmer sig selv, og man griber ideer og tanker i luften, næsten før de bliver udtrykt. Man kan noget sammen, der en oplevelse af at tingene skrider i en fremadrettet proces, man føler glæde og mærker, at ens egen succesoplevelse udspringer af en fælles succesoplevelse. Det giver livskvalitet og arbejdsglæde.

Mestring og kontrol er en vigtig del af flow. Man skal have en oplevelse af at blive udfordret i aktiviteten men ikke udfordret så meget, at man mister kontrollen. Det er udfordringen, der gør det spændende og intenst. Bliver udfordringen for stor, mister man fornemmelsen af kontrol, og så vokser man ikke med opgaven. Det går ud over glæden og troen på sig selv.

Det vil sige, at får man en opgave, som overstiger éns faglige og personlige ressourcer, og man ikke samtidig får den nødvendige hjælp, viden eller træning, mister man motivation og handlekraft.

<table>
<tr><td>Refleksion</td></tr>
<tr><td>Hvor oplever du flow i dit liv? I dit arbejde?
Sætter I tid af og igangsættende processer til at skabe flow på jeres arbejdsplads?
Kunne I med nogle enkle justeringer skabe et forum, hvor I åbnede jer for flow?</td></tr>
</table>

Man kan godt have flow som et mål, men det kræver de rette forudsætninger. Man kan blive så målrettet, at man ikke mærker, hvornår det er flow, og hvornår det er et pres. Det kan medføre, hvad man på landevejene kalder fartblindhed. For eksempel når vi kører på en lang lige landevej og hastigheden umærkeligt øges, eller når vi kører fra motorvej på landevej og træder lidt mere på speederen, fordi det føles langsomt.

Fartblindhed er farligt for helbredet og pludselig er man i alarmberedskab, hvor kamp-flugt mekanismer hersker fra det ubevidste, hvis vi ikke, både bogstaveligt og i overført forstand, bremser op og trækker vejret, før næste skridt.

Eksempel: På et procesforløb talte jeg med Nina, som fortalte om en tidligere projektopgave, der kom tids- og ressourcemæssigt ud af proportioner. Nina var leder af projektet og målrettet på at holde gruppen i højt flow. De var dybt engagerede, glade og kreative i den skabende proces. I den sidste fase, da projektet skulle realiseres, forsøgte de at vedligeholde flowet, fordi det gjorde

arbejdet sjovt. Men realiseringsfasen krævede hårdt benarbejde, planlægning og deadlines, der skulle overholdes. De brugte for mange kræfter på at fastholde energiniveauet, og det fik en fatal effekt. I stedet for at generere energi, blev flere i gruppen overbelastede med stress, og Nina, blev selv meget syg.
Hun så det dog også som en succesoplevelse, hun ville gentage, bare med mere opmærksomhed på hvad der fremkalder flow, og hvordan processen skal sættes ind i tydelige rammer.

Her er mindfulness et redskab til at skabe balance, som en parallel til flow, der er en meget udadrettet aktiv tilstand. Pauser, med fokus på åndedrættet eller bare at være til stede i stilhed, virker beroligende på den indre speeder, der presser på at handle. Mentale pauser giver balance mellem den udadrettede handlende tilstand og den nærværende groundede tilstand. Samtidig giver pauserne også tid til eftertanke og mulighed for at komme i kontakt med sin intuition og fantasi, der kan bringe kreative processer op på højere niveauer af indsigt og muligheder, hvis det er det, der er målet.

Afrunding

Du har været med på en rejse, som jeg selv har gennemgået og fået personlig erfaring af. En erfaring som jeg har ønsket at dele med dig.

For mig har denne rejse i livet betydet, at indre glæde er en mere naturlig tilstand i mig, og når den nedtones i livets op- og nedture, genfinder jeg den ved at bruge mit indre lys til at opløse bekymring, frygt og vrede.

Jeg føler indre frihed og fred med både medgang og modgang, og mit sjælsjeg kommer tydeligere igennem personligheden, hvilket gør livet mere nuanceret, og mindre en opgave der skal løses. Jeg drager omsorg for mig selv, uden at føle, der går noget fra andre. Dette medfører også, at jeg lettere kan prioritere og handle aktivt på, hvad jeg vil give min opmærksomhed, hvordan jeg vil prioritere, og hvad der er betydningsfuldt at bruge energi på, i forhold til det jeg ønsker at opnå. Denne prioritering gælder både i hverdagsopgaver og i mere væsentlige sammenhænge som ægteskab, arbejde, mit forhold til børn og børnebørn og andre ting i mit liv, hvor jeg prioriterer bevidst.

Har du fulgt nogle af øvelserne og reflekteret på spørgsmålene, er du kommet lidt tættere på at føle dig som et helt menneske, og klogere på hvad livskvalitet er for dig, samt hvordan du kan holde det levende i en travl hverdag.

Du har erfaret at, du kan vende opmærksomheden indad i dit autentiske selv og udad mod omverden efter ønske. Jo mere du sanser og forbinder dig med den du er, des mere vil det udtrykke sig i din hverdag.

Måske forstår du, hvordan du selv kan medvirke til at skabe det, du har brug for som menneske, i de livsvilkår der er rammen for dit liv nu.

Har I brug for at implementere en anerkendende tilgang med heartfulness i jeres arbejde og samarbejde, er du velkommen til at kontakte mig for en samtale om en temadag, et foredrag eller et forløb ude hos jer.

Henvisning til relevante websider:

www.krestinehartmann.dk Her kan du finde guidede meditationer til bogen. På siden er der forskellige artikler, og inspiration og information om aktuelle foredrag, kurser og workshops, webinarer mm.

www.loneross.dk Lone Ross tilbyder mindfulness til børn og unge. På websitet ligger meditationer tilpasset flere aldersgrupper og forklaringer om mindfulness, skrevet så de unge selv kan læse og få en fornemmelse af, hvad det er.

www.lottepaarup.dk Lotte Pårup er åndedrætsekspert, og der er gode billeder og videoer på sitet, som kan være en hjælp til at stabilisere dit åndedræt, hvis det af en eller anden årsag er svært at få det harmonisk. Vær opmærksom på at traumer lukker for åndedrættet, og i traumeterapi åbnes for kontakt med krop og åndedræt.

Litteraturliste

Berøring og dens betydning (Eirik Tollefsen, Hanne Borup (2002 Systime)

Det usynlige i helbredelse Helen Gamborg (Olivia 1990)

Det stille og rolige sted Amy Saltzman (Forlaget Mindspace 2015)

Din hjernes følelsesmæssige liv Richard J. Davidson

Esoterisk psykologi Alice Bailey (Esoterisk Center udgivet 1900)

Find hjem i dig selv Jon Kabat-Zinn (Dansk psykologisk forlag 2008)

Følelsernes intelligens på arbejdspladsen Daniel Goleman (Borgen 2008)

Følelsernes blændværk Ella Ostermann (Artikel Sophiasrose.dk)

Intuitionshåndbog for innovative ledere Krestine Hartmann (Birmar 2006)

Kunsten at elske Erik Fromm (Hans Reitzel 1978)

Krop, psyke, verden Lis Engel (Hovedland 2014)

Lev med livets katastrofer Jon Kabat-Zinn (Dansk Psykologisk forlag 2014)

Livskvalitet som psykisk velvære Siri Næss (Norsk Institut for forskning om opvekst, velferd og aldring NOVA 2001)

Livskvalitet. Forskning om det gode liv Siri Næss og Thorbjørn Moum (Fagbokforlaget 2011)

Mindfulness i organisationer Pernille Hippe Brun, Clarissa Corneliussen (Dansk psykologisk forlag 2013)

Mindfulness for børn og unge Sabrina Justesen Leoni (Dansk psykologisk forlag 2014)

Mindfulness med børn Sabrina Justesen Leoni (Dansk psykologisk forlag 2016)

Mindfulness i skolen Yvonne Terjestam (Frydenlund 2014)

Nærmere noget Simon Krohn (People's Press 2013)

Parforholdsforskning Redaktionen (Artikel Psykolog Nyt nr. 16 2011)

Positiv psykologi i skolen Frans Ørsted Andersen (Dafolo 2011)

Psykoterapi og neuroaffektiv udvikling Susan Hart (Artikel Psykolog Nyt nr. 2 2005)

Selvledelse - selvudvikling på arbejdspladsen Flemming Andersen (Dansk Psykologisk forlag)

Stresscoaching Majken Matzau (L&R Business 2010)

Selvudvikling og energibevidsthed Anne Sophie Jørgensen (Politikkens 1992)

Sådan bliver du lykkelig Sonja Lyubomirsky (Lindhardt og Ringhof 2008)

Viljens psykologi Roberto Assagioli (Kentaur 2005)

Oversigt over øvelser

Bilag

Bilag 1. Stresstrappen til illustration af alarmberedskab

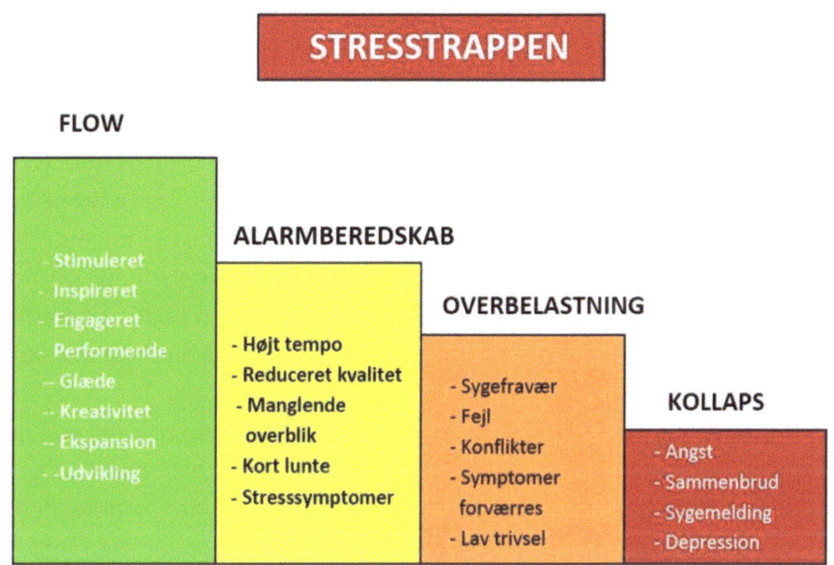

Bilag 2 Vejledning til en måde at udvikle sjælsbevidsthed

Har du brug for en guide eller vejledning til at integrere din sjæl i hverdagen, kan denne 7 trins model være til inspiration. Modellen er inspireret af mindfulness og den norske forfatter og astrolog Per Henrik Gullfoss

1. **At være:** Husk du er ikke din tanker og følelser men den der kan observere dem. Når du kan stoppe identificering med krop og sind kan du holde det lidt ud fra dig selv og lade det have sit eget liv mens du vælger hvad du vil lytte til og handle på. Når du tager tid til at lytte til stilheden bliver du mere opmærksom på hvad din sjæl kalder på.
2. **At se:** andet trin er at se verden gennem sjælens øjne. Selvfølgelig skal du også bruge dine fysiske øjne, det er dem sjælen bruger. Men fordi du er en sjæl, kan du også betragte verden som en sjæl. Spørg dig selv: Hvordan ville sjælen se på dette? Jeget bliver let fanget i tingenes form og fremtræden men sjælen ser bag om alt det tilsyneladende og ind til essensen. Når sjælen ser på verden, observerer den uden at dømme eller tage afstand fra det. Sjælen har fuld accept på alt hvad der sker og på dine valg som personlighed.
3. **At dele:** når du kan observere dig selv og verden omkring dig skal du begynde at dele dine oplevelser med andre. Det sker ved at du sætter ord på dine tanker og oplevelser. Indre såvel som ydre og deler dem med verden. Du kan have to tanker i baghovedet når du taler. Den første er: *Ville sjælen bryde sig om at sige og lytte til disse ord eller er de meningsløse?* Den anden er: *Hvad ville sjælen sige til denne situation?* Lad din stemme komme mere og mere i samklang med din sjæl, så dine ord stemmer overens med hvad du faktisk oplever i den indre verden. På dette trin lærer du at skabe i samarbejde med din sjæl. Måske har din sjæl ikke en dagsorden eller noget bestemt den vil opnå men den bærer på en dyb sandhed, som du kan lade ligge som en undertone i alt hvad du vælger at sige og lytte til.
4. **At rumme:** fjerde trin er at lægge mærke til, at din sjæl ikke lukker noget ude. Sjælen er ikke ekskluderende den er inkluderende og rummer alle

oplevelser, hændelser og skabninger. Dit jeg kan stadig have glæde af at opleve visse skabninger og oplevelser som uønskede og irriterende, men når du føler efter med din sjæl vil du kunne rumme dem i stedet for at fornægte dem eller skubbe dem væk.

Når der først er sket noget, er det meningsløst at fornægte det. Sjælen vil altid opleve det skete som en gave, der giver den nye erfaringer om sig selv.

Et andet ord for kærlighed er åbenhed – hvor der er hjerterum er der husrum. Sjælens kærlighed handler ikke om den individualiserede udgave, som egojeget har glæde af og til tider også megen smerte og lidelse. Den handler om åbenhed og det at kunne nære positive følelser i sit indre over for alt det den ydre verden byder på. Også det som egojeget har svært ved at forstå eller rumme og som kan overmande dig med fortvivlelse, modstand, aggressioner eller andre af de plagsomme følelser. Send en føler ind på hvad din sjæl egentlig mener om sagen. Du vil blive forbavset over, hvor åben du i virkeligheden er, og over hvor meget ubehag der forsvinder, når du lytter til sjælens stemme. Når du fylder dig selv helt på dette trin, føler du kærlighed på det personlige plan og bevarer samtidig dette som en vedvarende tilstand.

5. **At handle:** femte trin er afgørende. Nu har du lyttet meget til din sjæls stemme i mange forskellige situationer. Denne evne til at lytte til en større helhed end den impuls som driver dig i øjeblikket, er nødvendig, hvis du ønsker at handle i samklang med din sjæls vilje.

   Sagt på en anden måde: Din sjæl har ikke mange specifikke ønsker. Den vil ikke have det ene eller det andet for at føle sig tilfreds. Den har en meget stærk følelse af hvem den er. Denne følelse viser sig som en intention. Det er et dybt ønske som ikke udspringer af hvor man vil hen men hvem man er. Når jeget, som har det vi kalder vilje og som kan handle i den ydre verden, lytter denne undertone af sjælens natur, vil det efterhånden ikke ønske at gøre noget som strider imod sjælens natur. Sjælen er åben og følger jeget når det er i overensstemmelse med sjælens natur og jeget vil ikke ønske at gøre noget imod sjælens natur, når de først er i samklang. Kunsten er ikke at øve vold mod hverken den ene eller den anden side af dig selv men at forene dem ved at forstå, hvordan din sjæl kan lede dig mod fuldbyrdelse af dit jegs ønsker, når du har åbnet dig for dit sande væsen og indre natur.

6. **At glædes:** sjette trin siges at være en af de ypperste erfaringsgaver, man kan modtage gennem sine rejser i den fysiske verden. Det er følelsen af ren glæde. Når jegets og kroppens lystprincip udfoldes i harmoni med sjælens åbne tilstand af fryd, bliver der feststemning. Egojeget alene kan føle stor glæde på dette trin men ekstasen har tendens til at blive kortvarig eller helt udeblive, fordi man er kørt fast i alt det man begærer men ikke får. Ved at erfare den dybe fysiske tilstand af glæde og ubetinget evne til nydelse udvider sjælen sit spektrum af oplevelse og erkendelse meget kraftigt.

7. **Enhed:** Syvende trin indeholder oplevelsen af, at din sjæl er integreret i dig. Der er ikke længere afstand mellem din krop, dit jeg og din sjæl. De er blevet til en ny enhed.